Stärker als die Angst

Stärker als die Angst

Michael Rufer, Heike Alsleben, Angela Weiss

Michael Rufer
Heike Alsleben
Angela Weiss

Stärker als die Angst

Ein Ratgeber für Menschen mit Angst- und Panikstörungen und deren Angehörige

3., überarbeitete Auflage

unter Mitarbeit
von Barbara Karwen und Iver Hand

hogrefe

Prof. Dr. med. Michael Rufer
Triaplus AG
Klinik Zugersee
Widenstrasse 55
6317 Oberwil-Zug, Schweiz
E-Mail: michael.rufer@triaplus.ch

Angela Weiss
Universitätsklinikum Hamburg-Eppendorf
Klinik für Psychiatrie und Psychotherapie
Martinistraße 52
20246 Hamburg, Deutschland

Dipl.-Psych. Heike Alsleben
Universitätsklinikum Hamburg-Eppendorf
Klinik für Psychiatrie und Psychotherapie
Martinistraße 52
20246 Hamburg, Deutschland
E-Mail: h.alsleben@uke.de

Bibliografische Information der Deutschen Nationalbibliothek
Die Deutsche Nationalbibliothek verzeichnet diese Publikation in der Deutschen Nationalbibliografie; detaillierte bibliografische Daten sind im Internet über http://www.dnb.de abrufbar.

Anregungen und Zuschriften bitte an:
Hogrefe AG
Lektorat Psychologie
Länggass-Strasse 76
3012 Bern
Schweiz
Tel. +41 31 300 45 00
info@hogrefe.ch
www.hogrefe.ch

Lektorat: Dr. Susanne Lauri
Bearbeitung: Christina Nurawar Sani
Herstellung: René Tschirren
Umschlag: Claude Borer, Riehen
Umschlagabbildung: © Gettyimages/Yun Heng Lin/EyeEm
Satz: Claudia Wild, Konstanz
Illustrationen (Innenteil): Hans Winkler, E-Mail: hanzwinkler@mail.ru
Druck und buchbinderische Verarbeitung: Multiprint Ltd., Kostinbrod
Printed in Bulgaria

3., überarbeitete Auflage 2023

(E-Book-ISBN_PDF 978-3-456-96276-4)
(E-Book-ISBN_EPUB 978-3-456-76276-0)
ISBN 978-3-456-86276-7
https://doi.org/10.1024/86276-000

*„Wenn Du Angst vor der Angst hast, kann sie Dich überwältigen.
Aber wenn Du sie ruhig zu Dir einlädst und ihr in Achtsamkeit zulächelst,
wird ihre Stärke nachlassen."*

Thich Nhat Hanh (Zen-Meister und buddhistischer Mönch)

Inhaltsverzeichnis

Vorwort zur 2. und 3. Auflage

Dieser Ratgeber für Menschen mit Angst- und Panikstörungen und deren Angehörige hat sich seit seinem erstmaligen Erscheinen im Jahr 2004 schnell als Standardwerk etabliert und wir bekommen regelmäßig positive Rückmeldungen und auch Anregungen für hilfreiche Ergänzungen. Daher wurde er von uns für eine zweite Auflage 2016 sowie die jetzige dritte Auflage 2023 grundlegend überarbeitet, aktualisiert und ergänzt. Es war uns wichtig, neue Erkenntnisse einzubauen, ohne das bewährte Konzept zu ändern: Das auch vom Umfang her lesefreundliche Buch bietet zum einen eine anschauliche Zusammenfassung des aktuellen, auf wissenschaftlichen Erkenntnissen basierenden Wissens zu Angststörungen sowie deren Behandlungsmethoden und zum anderen eine konkrete Anleitung zur Selbsthilfe einschließlich vieler Arbeitsblätter. Abgerundet wird der Inhalt durch die Beantwortung von häufig gestellten Fragen von Betroffenen und Angehörigen.

Was hat sich in den neuen Auflagen geändert? Der gesamte Text wurde auf seinen Aktualisierungsbedarf hin überprüft und auf den neuesten Stand des Wissens gebracht. Es wurden Informationen zu neuen Entwicklungen der letzten Jahre ergänzt. Das betrifft unter anderem die spannenden wissenschaftlichen Erkenntnisse zur Neurobiologie der Angst sowie aktuelle Ansätze der Selbsthilfe und der Psychotherapie auf der Basis von achtsamkeitsbasierten Verfahren. Praxisbewährte Arbeitsblätter wurden zusätzlich aufgenommen und die Literaturempfehlungen und Adressen erweitert. Darüber hinaus wurden in allen Kapiteln sprachliche Korrekturen vorgenommen, um die Klarheit der Formulierungen an einigen Stellen zu verbessern. Hierbei gingen auch viele Hinweise von Betroffenen, Angehörigen und Fachleuten ein, die unser Buch gelesen haben und wertvolle Rückmeldungen gaben. Dies betrifft zum Beispiel das ausführliche Eingehen auf die Umgangsmöglichkeiten mit Rückschlägen bei der Angstbewältigung.

Unser Ziel ist es, auf diese Weise viele Betroffene, Angehörige, Fachpersonen und weitere Interessierte anzusprechen und hierdurch einen wichtigen Beitrag zur Bewältigung von Angsterkrankungen zu leisten.

Zürich und Hamburg, im Januar 2023
Michael Rufer, Heike Alsleben und Angela Weiss

Vorwort

Liebe Leserinnen, liebe Leser[1]
Liebe Betroffene, liebe Angehörige

Angst schützt vor Gefahren und hilft uns dabei, in bedrohlichen Situationen schnell und effizient zu handeln. Doch Ängste und Sorgen können ein solches Ausmaß annehmen, dass sie den Alltag bestimmen und dadurch Spontanität und Gelassenheit verloren gehen. Häufig kommen noch körperliche Beschwerden hinzu, wie zum Beispiel wiederkehrendes Herzklopfen, Schwindel oder schmerzhafte Muskelverspannungen. Und obwohl keine wirkliche Bedrohung besteht, treten die Ängste immer wieder auf und führen oftmals zu einer erheblichen Einschränkung der Lebensqualität. In solchen Fällen ist die Angst nicht mehr hilfreich, sondern wird zu einem ernsthaften Problem. Man spricht dann von einer Angsterkrankung, etwa jeder siebte Mensch leidet im Laufe seines Lebens einmal daran. Auch für Angehörige, die den Betroffenen leiden sehen und immer wieder versuchen zu helfen, kann dies sehr belastend sein.

Die Ängste können dabei ganz unterschiedlich in Erscheinung treten. Manchmal beziehen sie sich konkret auf bestimmte Situationen oder Objekte, beispielsweise enge Räume oder bestimmte Tiere. Solche umschriebenen Ängste werden als **spezifische Phobien** bezeichnet. Bei anderen Betroffenen bestehen Ängste vor mehreren Situationen, die dadurch gekennzeichnet sind, dass es aus ihnen keinen schnellen Fluchtweg gibt. Dies ist mit der Befürchtung verbunden, nicht schnell genug flüchten zu können oder keine Hilfe zu bekommen, wenn etwas passieren sollte (z. B. eine vermeintlich beginnende Ohnmacht oder Atemnot). Man nennt dies eine **Agoraphobie**, typische angstauslösende Situationen sind unter anderem Menschenmengen, volle Kaufhäuser, Kinobesuche oder das Fahren mit öffentlichen Verkehrsmitteln. Bei der **sozialen Angststörung (soziale Phobie)** hingegen wird befürchtet, von anderen negativ bewertet zu werden, im Zentrum der Aufmerksamkeit zu stehen oder sich

1 Aus Gründen der besseren Lesbarkeit wird im Folgenden zum Teil auf die gleichzeitige Verwendung weiblicher und männlicher Sprachformen verzichtet.

peinlich zu verhalten. Also beispielsweise im Gespräch mit anderen zu erröten oder bei einem eigenen Vortrag ein „Blackout" zu erleben und sich dadurch zu blamieren.

Aber auch unabhängig von bestimmten Situationen können Ängste attackenweise oder dauerhaft bestehen. Wenn häufig und scheinbar grundlos, wie „aus heiterem Himmel", intensive Angstattacken auftreten, spricht man von einer **Panikstörung**. Eine andere Angststörung äußert sich in andauernden, übertriebenen Sorgen über verschiedenste Alltagsereignisse und Probleme. Häufig kommen Schlafstörungen und andere körperliche Stresssymptome hinzu. Man bezeichnet dies als **generalisierte Angststörung**.

Viele Betroffene und Angehörige möchten sich näher informieren, um das Auftreten von Ängsten besser zu verstehen und hilfreiche Bewältigungsstrategien kennenzulernen. Für diese haben wir das vorliegende Buch geschrieben. Wir möchten verständliche Informationen darüber vermitteln, wie die verschiedenen Angststörungen aussehen, was deren Ursachen sein können, wie sich Betroffene selber helfen und auf welche Weise Angehörige Unterstützung geben können. Darüber hinaus beschreiben wir die nach heutigen wissenschaftlichen Erkenntnissen wirksamsten Therapien, die immer dann empfehlenswert sind, wenn Selbsthilfe alleine nicht ausreicht. Häufige Fragen von Menschen mit Angsterkrankungen werden von uns aufgegriffen und konkret beantwortet. Eine große Zahl von Leserinnen und Lesern hat uns berichtet, dass sie den Ratgeber erfolgreich zur alleinigen Selbsthilfe genutzt haben, andere fanden ihn hilfreich als Ergänzung zu einer laufenden Behandlung.

Wir hoffen, dass wir Sie dabei unterstützen können, Ängste aktiv zu bewältigen und Ihren Alltag unabhängiger von Ängsten zu gestalten, damit andere, sorgenfreie Themen wieder stärker in den Vordergrund treten können. Hierbei wünschen wir Ihnen viel Erfolg!

Zürich und Hamburg, im November 2022
Michael Rufer, Heike Alsleben, Angela Weiss

Über Rückmeldungen von Ihnen zu diesem Ratgeber würden wir uns sehr freuen. Unsere Anschriften finden Sie auf Seite 4 und bei den Autorenbeschreibungen am Ende des Buches.

1 Was ist Angst?

Sicher haben Sie sich schon einmal gefragt, wie Angst eigentlich entsteht und was in Ihrem Körper genau passiert, wenn Sie Angst erleben. Das nachfolgende Kapitel informiert Sie deshalb über wichtige Grundlagen zur allgemeinen Entstehung und Bedeutung von Angst.

1.1 Angst ist ein normales Gefühl

Angst ist ein normales Gefühl, genauso wie z. B. Freude, Traurigkeit oder Wut, das bei jedem Menschen immer wieder auftritt. Zumeist erleben Menschen Angst in Situationen, die von ihnen als bedrohlich, ungewiss und unkontrollierbar eingeschätzt werden.

Obwohl Angst häufig als unangenehm erlebt wird, ist sie ein natürliches und biologisch in unserem Organismus festgelegtes Gefühl. Angst ist also nicht gefährlich für den menschlichen Körper! Oft stellt sie sogar eine wichtige Schutzreaktion dar, um in einer gefährlichen Situation angemessen reagieren zu können. Ein Beispiel hierfür ist der Umgang mit offenem Feuer: Ohne Angst würde man unvorsichtig handeln und könnte sich verbrennen oder einen Brand auslösen. In bestimmten Phasen der menschlichen Entwicklung treten Ängste ganz regelhaft auf, wie zum Beispiel bei dem sogenannten „Fremdeln" von Kleinkindern.

1.2 Angst zeigt sich unterschiedlich

Menschen erleben Ängste sehr unterschiedlich. Angstreaktionen sind individuell verschieden. Auch Sie kennen vermutlich ganz unterschiedliche ängstliche Gefühle. Erinnern Sie sich beispielsweise an die ängstliche Anspannung, wenn Sie vor einer Prüfung den Raum betreten haben, oder das unangenehme, ängstigende Gefühl, wenn Sie mitten in der Nacht durch ein seltsames Geräusch wach geworden sind. Einige Menschen erleben länger andauernde ängstliche Stimmungen und Sorgen, andere dagegen plötzlich auftretende starke Angstgefühle.

Den meisten Menschen ist nicht hinreichend bewusst, dass unangenehme Körperempfindungen auch ein Ausdruck von Angst oder starkem Stress sein können. Typische Beispiele solcher Körperreaktionen sind: Herzrasen, Zittern, Unruhe und Beklemmungsgefühle im Brustbereich. Diese Zusammenhänge werden im Kapitel 1.5 („Wie verläuft eine Stressreaktion?") aufgegriffen.

1.3 Angst hat verschiedene Gründe

Angst kann ganz unterschiedliche Gründe haben. Sie kann im Zusammenhang mit einer körperlichen Erkrankung auftreten, wie z. B. einer Schilddrüsenüberfunktion oder einer Herzerkrankung. Auch wenn dies nur relativ selten vorkommt, sollten Sie diese Möglichkeit dennoch im Rahmen einer ärztlichen Untersuchung abklären lassen.

Die meisten Situationen, in denen Menschen Angst verspüren, werden im Laufe des Lebens erlernt. Ein unangenehmes oder beängstigendes Erlebnis kann dazu führen, dass die betreffende Person auch Angst vor ähnlichen Situationen entwickelt.

Beispiel für die Entstehung von Angst: Der Fahrstuhl bleibt stecken!

Wenn Sie aufgrund eines Stromausfalls für längere Zeit in einem Fahrstuhl stecken bleiben, reagieren Sie zunächst möglicherweise mit ansteigender Aufgeregtheit und Besorgnis. Sie sind eingeschlossen und fragen sich, wie lange es wohl dauern wird. Unrealistische Katastrophengedanken können auftauchen, wie z. B.: „Ich werde ersticken", „Ich bekomme keine Luft mehr", „Ich werde nie mehr befreit werden" oder „Ich erleide gleich einen Herzanfall". Derartige Gedanken sind in der Regel verbunden mit typischen körperlichen Erregungssymptomen. Sie beginnen also beispielsweise zu schwitzen, zu zittern oder fühlen sich körperlich extrem angespannt.

Im Anschluss an ein solches Erlebnis stellen Sie vielleicht bei der nächsten Gelegenheit fest, dass sich Ihr Verhältnis zum Fahrstuhlfahren grundlegend verändert hat. Sie reagieren schon im Voraus mit einer gewissen Aufgeregtheit oder mit Angstgefühlen. Das von Ihnen ehemals als unproblematisch erlebte Fahrstuhlfahren ist für Sie nun zu einer Situation geworden, in der Sie fast automatisch eine ängstliche Anspannung verspüren, bis hin zum Panikerleben. Mitunter löst alleine schon der Gedanke an die Situation Angst aus. Derartige

Angstgefühle können sich mit der Zeit auf ähnliche Situationen übertragen, z. B. auf das Fahren mit der U-Bahn.

1.4 Warum entwickeln Menschen Angst?

Vielleicht fragen Sie sich an dieser Stelle: Aber warum ist das so? Warum entwickeln Menschen überhaupt Angstgefühle? Während der menschlichen Entwicklungsgeschichte stellt Angst eine Reaktion mit hohem Überlebenswert dar. Als die Menschen noch in der freien Natur lebten, war Angst häufig eine lebensnotwendige Vorbereitung auf eine Flucht oder einen Kampf. Erlebten die Menschen Angst, waren sie auf diese Weise alarmiert, dass sie sich in einer bedrohlichen Situation befinden.

Die mit Angst verbundenen körperlichen Veränderungen dienen zur Vorbereitung auf schnelles Handeln, z. B. darauf, rasch wegzulaufen oder sich zu verteidigen (**Abbildung 1-1**).

Zu diesen Veränderungen des Körpers gehören unter anderem ein erhöhter Herzschlag oder eine verstärkte Durchblutung der Muskeln (siehe Textkasten 1).

Textkasten 1: Flucht-Kampf-Reaktion

Nachfolgend wird der biologische Verlauf einer Flucht-Kampf-Reaktion beschrieben. Diese normalen biologischen Reaktionen werden durch das autonome Nervensystem, auch vegetatives Nervensystem genannt, gesteuert. Das autonome Nervensystem reguliert die gesamten inneren Vorgänge des Körpers, auf die der Mensch keinen willkürlichen Einfluss hat, die er also nicht bewusst und willentlich steuern kann. Hierzu zählen unter anderem das Herz-Kreislauf-System oder das Verdauungssystem. Ziel aller biologischen Vorgänge ist es, ein körperliches Gleichgewicht aufrechtzuerhalten oder wieder herzustellen.

Das autonome Nervensystem umfasst drei Bereiche:

- Bestimmte Gehirnbereiche wie z. B. den Hypothalamus und die Hypophyse.
- Das sympathische Nervensystem (Sympathikus), zuständig für Aktivierung und Energieverbrauch.
- Das parasympathische Nervensystem (Parasympathikus), zuständig für Entspannung und Energieaufbau.

Alle drei Anteile stehen in Wechselwirkung miteinander. Ihre Steuerung erfolgt mittels elektrischer Nervenimpulse und der Ausschüttung von Hormonen ins Blut.
Bei Auftreten eines Stressors kommt es zu einer Aktivierung des Sympathikus. Die vom Sympathikus ausgelösten Hormonausschüttungen von Adrenalin, Noradrenalin und Kortisol aktivieren nun den ganzen Körper. Typische Reaktionen des Sympathikus sind:

- Herzschlag und Blutdruck erhöhen sich durch eine Engstellung der Blutgefäße.
- Die Skelettmuskulatur spannt sich an.
- Die Bronchien erweitern sich.
- Zur raschen Bereitstellung von Energie wird Blutzucker ausgeschüttet und die Verdauung wird gehemmt (weitere Beispiele siehe **Tabelle 1-1**).

Durch diese Systemaktivierung (Adrenalin, Noradrenalin) erfolgt kurzfristig eine maximale Leistungsbereitschaft. Dem Gegenüber dient die Ausschüttung von Kortisol einer längerfristigen Leistungsbereitschaft des Körpers, ohne diesen so stark zu aktivieren wie durch Adrenalin.
Die maximale Aktivierung wird nach einigen Minuten wieder gestoppt. Dies erfolgt durch das parasympathische Nervensystem sowie die Gewöhnung an den Stressor und den chemischen Abbau der Hormone. Der Parasympathikus ist der sogenannte Gegenspieler zum Sympathikus, der den Körper in seinen Normalzustand zurückführt. Auch körperliche Bewegung trägt zu diesem Regulierungsvorgang bei. Typische Reaktionen des Parasympathikus sind:

- Das Herz schlägt langsamer.
- Der Blutdruck fällt ab, die Blutgefäße werden wieder weit gestellt.
- Die Bronchien verengen sich, die Skelettmuskulatur erschlafft und die Verdauungsvorgänge werden angeregt (weitere Beispiele siehe Tabelle 1-1).

Der Parasympathikus reagiert aber nicht als Gesamtsystem auf einmal, wie das beim Sympathikus geschieht, sondern aktiviert nur die Funktionen, die gerade zum Ausgleichen nötig sind. Entspannungsmethoden, wie z. B. Autogenes Training, Progressive Muskelentspannung usw. unterstützen die Aktivierung dieses Systems.

Ein weiterer wichtiger Nutzen der Angst besteht darin, dass sie die Aufmerksamkeit erhöht. Kommt es zum Auftreten gefährlicher Situationen, z. B. beim Bergsteigen oder beim Autofahren, sendet Ihr Körper Angstsignale aus, die Sie möglicherweise von lebensgefährlichen Handlungen

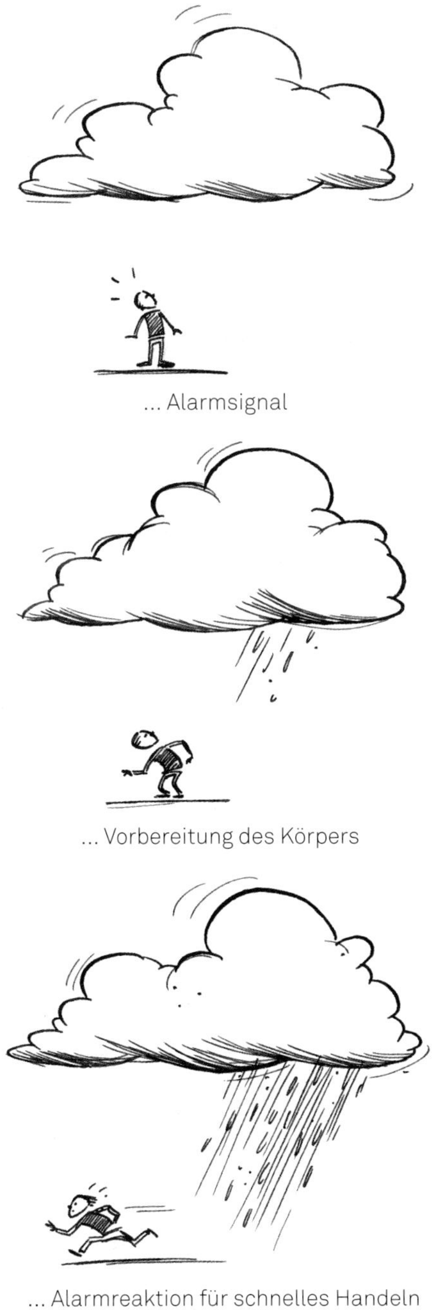

Abbildung 1-1: Angst ist sinnvoll und notwenig als ...

zurückhalten. Beispiele solcher Angstsignale sind Herzklopfen oder ein Beklemmungsgefühl. Ohne die Fähigkeit zur Angstreaktion wäre ein Mensch genauso schutzlos wie bei einer angeborenen Schmerzunempfindlichkeit.

Beispiel für den Nutzen von Angst: Ein Auto rast auf Sie zu!

Ein gewisses Ausmaß an Angst, im Sinne einer automatischen Alarmreaktion, ist auch heutzutage durchaus sinnvoll. Stellen Sie sich beispielsweise vor, dass beim Überqueren einer Straße plötzlich ein Auto mit großer Geschwindigkeit auf Sie zukommt. Eine automatisch ablaufende Angstreaktion lässt Sie rasch zur Seite springen und rettet Ihnen somit möglicherweise Ihr Leben.

Darüber hinaus reagiert der Mensch aufgrund eines biologischen Programms, das sich im Laufe der Evolution entwickelt hat, von Natur aus stärker mit Angst auf bestimmte Umweltbedingungen wie Dunkelheit und Gewitter oder auf Tiere, wie z.B. potenziell gefährliche Schlangen oder Spinnen. Wenn Angst im Alltag allerdings ein sinnvolles Ausmaß überschreitet, bringt sie mehr Nachteile als Vorteile mit sich. So kann unangemessen starke Angst die Konzentrationsfähigkeit reduzieren und zu erheblichen Einschränkungen im Alltagsleben führen.

Die **Tabelle 1-1** stellt noch einmal detailliert die einzelnen körperlichen Veränderungsprozesse dar, die durch die Aktivierung von Sympathikus bzw. Parasympathikus in Gang gesetzt werden.

1.5 Wie verläuft eine Stressreaktion?

Angstreaktionen kann man in vielen Aspekten mit dem gleichsetzen, was wir im Alltagsleben als Stress bezeichnen. Jeder Mensch erlebt jeden Tag eine Vielzahl schwächerer und stärkerer Belastungen – auch Stressoren genannt – die jeweils unterschiedlich starke Stressreaktionen auslösen können. Solche Belastungen finden sich in allen Lebensbereichen:

- Erkrankungen stellen körperliche Stressoren dar.
- Seelische Stressoren sind beispielsweise lang andauernde negative Gefühle wie Wut, Enttäuschung oder chronische Unzufriedenheit.
- Weitere Stressfaktoren können z.B. eine hohe Verantwortungslast, Beziehungsprobleme, wirtschaftliche Not oder Lärmbelästigung sein.

Tabelle 1-1: Wirkung von Sympathikus und Parasympathikus (modifiziert nach Morschitzky, H. (2009). *Angststörungen: Diagnostik, Konzepte, Therapie, Selbsthilfe* (4. Aufl.). Springer. Oder: https://panikattacken.at/vegetatives_nervensystem/vegetatives_nervensystem.html)

Wirkung von Sympathikus und Parasympathikus		
Körperbereich	**Sympathikus (Aktivierung)**	**Parasympathikus (Beruhigung)**
Herz	Beschleunigung des Herzschlags Kraftmobilisierung Erweiterung der Herzkranzgefäße	Verlangsamung des Herzschlags Verengung der Herzkranzgefäße
Blutgefäße der arbeitenden Muskulatur	Erweiterung (bessere Durchblutung)	Verengung (Herstellen des Normalzustands)
Blutgefäße der Haut	Verengung (Kälteempfindung in den Extremitäten)	Erweiterung bzw. Erschlaffung (Wärmeempfindung in den Extremitäten)
Blutdruck	Steigerung durch Beschleunigung der Herztätigkeit und Verengung der Blutgefäße der Haut	Reduzierung durch verringerte Herztätigkeit und Erweiterung der Blutgefäße der Haut
Stoffwechsel	Steigerung, Energieabbau	Reduzierung, Energieaufbau und -einsparung
Bronchien (Lunge)	Erweiterung	Verengung, Schleimproduktion
Magen/Darm	Hemmung der Verdauungsfunktion	Anregung der Verdauungsfunktion
Harnblase	Harnverhalt	Harnentleerung
Muskulatur, allgemein	Anspannung	Entspannung
Schweißdrüsen	Wenig klebriger Schweiß	Viel dünnflüssiger Schweiß
Speicheldrüse	Hemmung (trockener Mund)	Verstärkung (vermehrter Speichelfluss)
Tränendrüse	Geringer Tränenfluss	Starker Tränenfluss
Gehirn	Bewusstseinsaufhellung	Bewusstseinsminderung

Die Stärke der individuellen Stressreaktion ist von der subjektiven Bewertung der jeweiligen Belastung durch den Betroffenen abhängig. Stress mindernd wirkt sich das Gefühl aus, die Situation unter Kontrolle zu haben und sie beeinflussen zu können. Stress erhöhend wirkt sich hingegen das Gefühl aus, machtlos zu sein und die Situation nicht verändern zu können.

Die **Abbildung 1-2** verdeutlicht den typischen Verlauf einer Stressreaktion. Beim Auftreten einer Belastungssituation kommt es schnell und automatisch zu einem Anstieg vieler Körperreaktionen, ähnlich wie bei den Körpersymptomen der Angst (siehe Kapitel 1.2 „Angst zeigt sich unterschiedlich"). Dabei erhöht sich beispielsweise der Herzschlag, und die Muskulatur spannt sich an. Das Ausmaß dieses Erregungsanstiegs ist abhängig von der Stärke der Belastungssituation und der individuellen Einschätzung ihrer Bedrohlichkeit – also der gedanklichen Bewertung. Starke Belastungssituationen führen in der Regel zu stärkeren Stressreaktionen. Kleinere Belastungssituationen führen zu schwachen Stressreaktionen, die automatisch ablaufen und oft überhaupt nicht bewusst wahrgenommen werden. Der Erregungsanstieg dient auch hier in der Hauptsache zur Vorbereitung des Körpers auf schnelles Handeln. Sobald die Belastungssituation vorüber ist oder bewältigt wurde, fällt das Erregungsniveau wieder ab. Bei starken Stressreaktionen dauert dies eher länger, bei schwachen Stressreaktionen erfolgt die Rückkehr zum normalen Erregungsniveau sehr rasch. Eine kurze Stressreaktion stellt z. B. eine Schreckreaktion beim Autofahren dar, eine

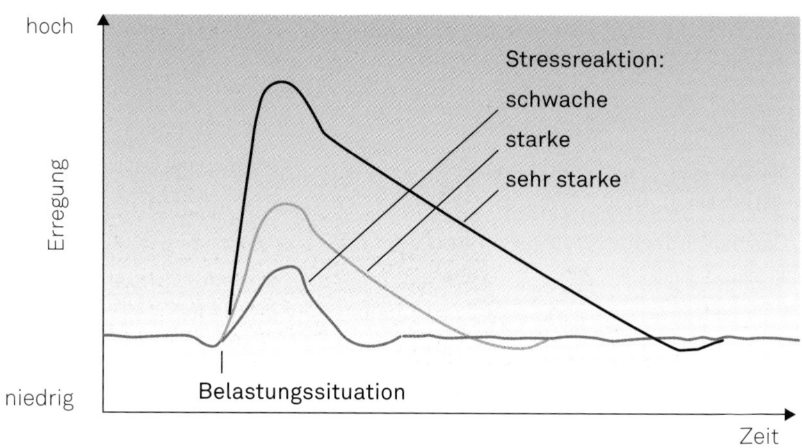

Abbildung 1-2: Natürlicher Verlauf einer Stressreaktion

eher länger andauernde Stressreaktion ist z.B. das Warten auf eine wahrscheinlich schlechte Nachricht mit großer ängstlicher Besorgnis.

Die meisten Stressreaktionen dauern nur kurz an. Sie werden aufgrund der in unserem Körper angelegten Steuerungsvorgänge automatisch und spontan wieder heruntergeregelt, d.h. eine Stressreaktion dauert, ebenso wie Angstreaktionen, nie „ewig" auf hohem Niveau an. Beide fallen nach kurzer Zeit wieder spontan ab, auch ohne dass Sie etwas dagegen unternehmen müssen. Jeder von uns erlebt täglich unzählige kleinere und größere Belastungssituationen, wie in **Abbildung 1-3** dargestellt.

Wichtig für das Verständnis von Angst ist, dass Sie sich bewusst machen, dass ein und dieselbe Belastung von Ihnen unterschiedlich stark erlebt werden kann. Je nachdem in welchem Zustand sich Ihr Organismus gerade befindet, fallen die Stressreaktionen und Ihr Erleben unterschiedlich aus. In Abbildung 1-3 sehen Sie drei unterschiedlich ausgeprägte Belastungssituationen: eine geringe, eine mittlere und eine starke. Im linken Teil des Bildes treten die Belastungen auf, während der Organismus und seine gesamte Erregungslage ausgeglichen sind, die allgemeine Anspannung also niedrig ist. Die erste und zweite Belastungssituation verursacht zwar eine Zunahme der Erregung, erreicht aber nicht die Schwelle zum Angsterleben. Erst bei der sehr starken Belastungssituation, die in der Abbildung 1-3 an dritter Stelle dargestellt ist, kommt es zu einem so starken Anstieg der Erregung, dass dies als Angst erlebt wird.

Wie Sie im rechten Teil der Abbildung 1-3 erkennen, führen die gleichen Belastungssituationen bei schon zuvor allgemein hoher Anspannung sehr viel leichter zu einer Angstreaktion. Dann erleben Sie viel häufiger – körper-

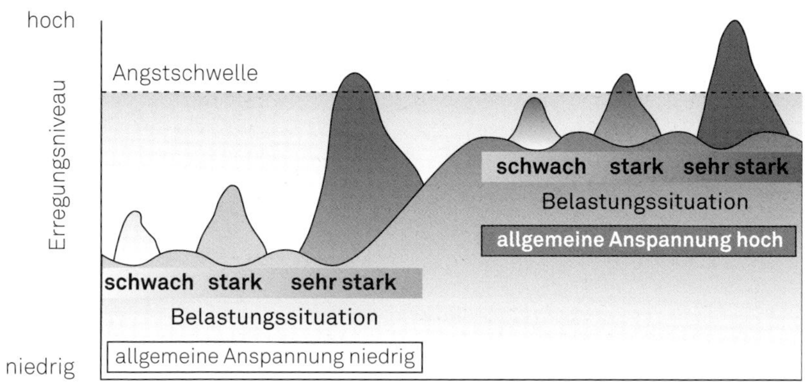

Abbildung 1-3: Das Stress-Angstmodell

lich wie auch gedanklich – schon mittlere oder gar geringe Belastungssituationen angstvoll, verbunden mit unangenehmer Erregung.

Beispiel für unterschiedliche Angstreaktionen:
Sie hatten einen entspannten Urlaub

Befindet sich Ihr Organismus in einem ausgeglichenen niedrigen Anspannungsniveau (z. B. nach einem entspannten Urlaub), löst eine Belastungssituation eine wesentlich schwächere Stressreaktion aus. Diese kann von Ihnen in der Regel leicht bewältigt werden, ohne dass Sie überhaupt körperliche Angstsymptome wahrnehmen. Bei hohem körperlichen Anspannungsniveau werden Sie hingegen bereits bei kleinen Stressbelastungen Ängste empfinden. Oder aber Ihr Körper reagiert scheinbar unerklärlich und ohne deutlichen Anlass mit Stresssymptomen, wie z. B. Herzrasen, Schwitzen und Übelkeit.

Bei manchen Menschen treten derartige Körpersymptome jedoch erst in der Phase der Stressentlastung auf, nachdem die eigentliche Belastungssituation bereits wieder vorüber ist. Dies liegt daran, dass das Hormon Adrenalin im Blut aufgrund von starkem Stress erhöht war und mit nachlassender Belastung nicht sofort auf ein Normalmaß zurücksinkt, sondern erst nach einem gewissen Zeitraum. Nach Ende der Belastungssituation ist mehr Zeit und Ruhe vorhanden, diese stressbedingten körperlichen Veränderungen an sich selbst wahrzunehmen. Durch die ängstliche Selbstbeobachtung setzt dann ein „Teufelskreis der Angst“ ein. Dazu mehr im Kapitel 3.1 „Wie entstehen Angststörungen?“.

Bisher haben wir davon gesprochen, dass Angstreaktionen natürlich und für Ihren Körper nicht schädlich sind. Größtenteils ist dies zutreffend, jedoch nicht im Zusammenhang mit chronischen Belastungen und chronischem Stress, wie im nachfolgenden Textkasten 2 erläutert wird.

Textkasten 2: Chronische Belastungen und Stress

Chronische, d.h. lang andauernde Belastungen können zu einer „Überforderung" des autonomen Nervensystems führen und dessen Gleichgewicht stören. Fehlen ausreichende Erholungsphasen, kann sich dieses System nicht mehr vollständig regulieren. In der Folge kann z.B. das Immunsystem geschwächt werden. Außerdem können sich hormonell bedingte Veränderungen im Kreislaufsystem entwickeln, die sich negativ auf den Blutdruck oder die Blutfette auswirken. Daher ist es wichtig, chronische Belastungsfaktoren und den Umgang damit längerfristig zu verändern. Wenn Sie unter dauerhaften Belastungen und Stress leiden, sollten Sie darauf einwirken, diese Belastungsfaktoren zu verringern. Analysieren Sie, in welchen Lebensbereichen bei Ihnen ein Ungleichgewicht zwischen Belastungs- und Erholungsphasen besteht, und leiten Sie Gegenmaßnahmen ein, beispielsweise:

- Ausdauersport treiben
- Regelmäßige Entspannungsübungen
- Achtsamkeitsübungen
- Gesunde, ausgewogene Ernährung
- Verzicht auf Zigaretten
- Wenig oder keinen Alkohol und Kaffee
- Ausreichender Schlaf
- Regelmäßige Arbeitspausen
- Klare Trennung von Arbeit und Freizeit
- Ausgleich fördernde Freizeitaktivitäten
- Unterstützende soziale Kontakte
- Klärung von zwischenmenschlichen Konflikten
- Verminderung von wiederkehrenden Überforderungssituationen

1.6 Wie äußert sich Angst?

Nachdem Sie erfahren haben, welche körperlichen Reaktionen mit Angst in Verbindung stehen, kommen wir zu den anderen Komponenten, die beim Erleben von Angst eine wichtige Rolle spielen.

Beim Betrachten der **Abbildung 1-4** und anhand der bisherigen Beispiele können Sie erkennen, dass Angst immer aus vier Anteilen besteht:

- Körperliche Symptome, wie z.B. Herzrasen, Schwitzen oder Muskelanspannung.

Körper:

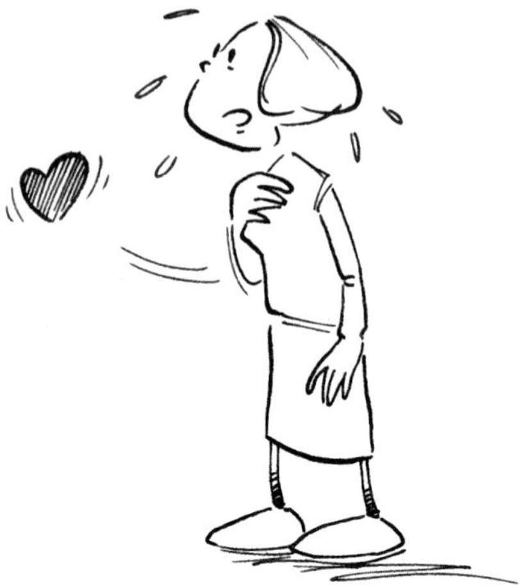

z. B.
Herzrasen, Schwitzen

Denken:

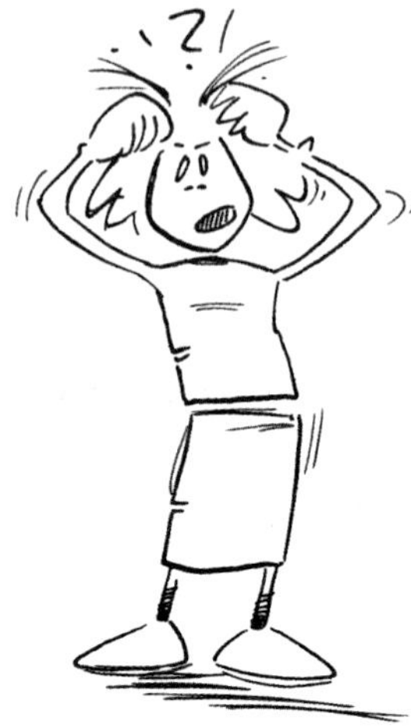

z. B.
«Es wird etwas Schlimmes geschehen», «Ich muss hier raus»

Fühlen:

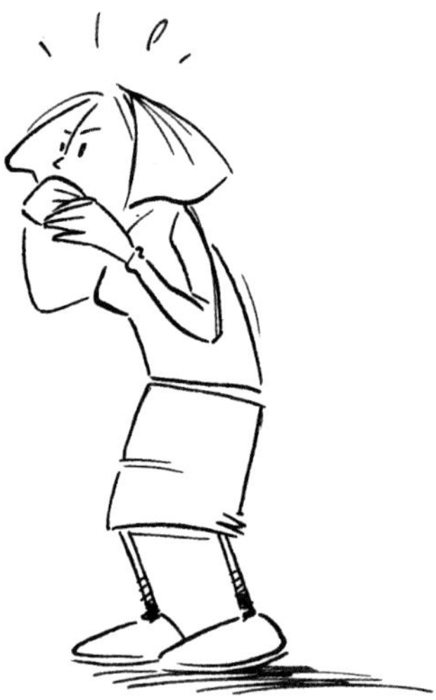

z. B.
«Ich fühle mich hilflos, verzweifelt»

Verhalten:

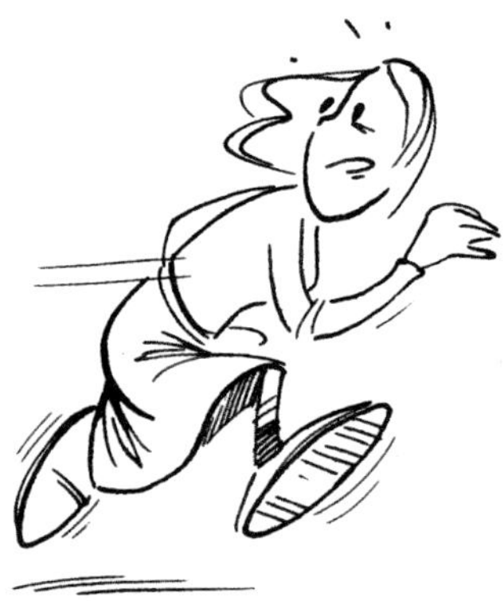

z. B.
vermeiden, flüchten

Abbildung 1-4: Die vier Anteile der Angst

- Gedankliche Anteile, wie z. B. die Furcht davor, die Kontrolle zu verlieren, einen Herzanfall zu erleiden oder zu sterben.
- Gefühlsmäßige Anteile, wie z. B. Angstgefühle, Hilflosigkeit, Verzweiflung, Traurigkeit.
- Verhalten, das Sie in entsprechenden Situationen zeigen, z. B. zu flüchten oder die Situation bereits im Voraus zu vermeiden.

Diese vier Anteile müssen nicht immer gleichzeitig auftreten. Außerdem sind sie individuell unterschiedlich ausgeprägt. Bei manchen Menschen stehen die körperlichen Anteile der Angst im Vordergrund, bei anderen eher die gedanklichen oder die Verhaltensanteile. Alle vier Aspekte der Angst spielen jedoch sowohl bei der Entstehung als auch bei der Aufrechterhaltung von Angststörungen eine wichtige Rolle.

Anleitung für eine kurze Analyse: „Was haben Sie selbst erlebt?"

Erinnern Sie sich bitte an Ihre letzte stärkere Angstsituation zurück. Versuchen Sie sich diese Situation noch einmal ganz genau und in allen Einzelheiten vorzustellen. Wenn Sie wollen, können Sie dazu einen Moment die Augen schließen. In welchen Situationen treten bei Ihnen typischerweise Angstreaktionen auf?

- Welche Körpersymptome haben Sie dabei verspürt?
- Welche Gedanken und Gefühle sind in diesem Moment bei Ihnen aufgetreten?
- Und wie haben Sie sich in dieser Situation verhalten?

Notieren Sie sich hier, was Ihnen zu den nachfolgenden Punkten eingefallen ist.

In welchen Situationen treten bei mir typischerweise Angstreaktionen auf?

____

____

____

Was passiert bei mir ...
... körperlich?

____

____

... gedanklich?

____

____

... gefühlsmäßig?

____

____

... in Bezug auf mein Verhalten?

____

____

In der nachfolgenden **Tabelle 1-2** werden typische Beispiele für die vier Anteile der Angst aufgeführt, mit denen Sie Ihre eigenen Antworten vergleichen können. Die Auflistung ist individuell erweiterbar.

Tabelle 1-2: Beispiel für die vier Anteile der Angst

Beispiele für die vier Anteile der Angst			
Körpersymptome	**Gedanken**	**Gefühle**	**Verhaltensweisen**
• Herzrasen • Schwitzen • Zittern • Beschleunigte Atmung • Engegefühl in der Brust • Kloß im Hals • Kalte Hände oder Füße • Innere Unruhe und Nervosität • Schwindelgefühle • Übelkeit • Verschwommenes Sehen • Erröten • Stottern • Benommenheit • Kraftlosigkeit	• Ich muss hier raus! • Gleich kippe ich um! • Ich werde sterben! • Keiner wird mir helfen! • Ich drehe gleich durch, halte das nicht mehr länger aus! • Ich verliere die Kontrolle! • Was werden die anderen Leute von mir denken! • Ich werde rot oder ich fange an zu zittern! • Die Angst hört nie wieder auf! • Ich schaffe das nicht! • Ich habe Angst zu versagen! • Warum habe ich jetzt schon wieder Angst?	• Ich fühle mich: • ängstlich, panisch • hilflos • einsam • unsicher • traurig, deprimiert • verzweifelt • frustriert • schamerfüllt	• Flucht aus der Situation • Vermeidung der Situation • Begleitung/Anwesenheit einer hilfreichen Person • Ablenkung: Sich mit dem Smartphone beschäftigen, gedanklich aus der Situation heraustreten (z. B. „*nur noch zwei Stationen, dann bin ich hier raus …*") • Nutzen von Hilfsmitteln, wie Handys, oder etwas essen oder trinken, Beruhigungsmedikamente, Alkohol • Ablehnung von Einladungen oder anderen Freizeitaktivitäten (sozialer Rückzug) • In Kauf nehmen von Umwegen

2 Welche Angststörungen gibt es?

2.1 Wann wird Angst zur Krankheit?

Wie werden von therapeutischer Seite aus die verschiedenen Symptome und Merkmale der Angst bewertet? Da Angst zunächst einmal eine normale, nicht krankhafte Reaktion ist, spricht man erst dann von Angsterkrankung, wenn

- Ängste unangemessen stark und häufig auftreten,
- sie zu lange andauern
- und mit dem Gefühl verbunden sind, keine Kontrolle mehr über ihr Auftreten und Andauern zu haben.

Oft führt das dazu, dass bestimmte Situationen auch ohne reale Bedrohung aufgrund von Erwartungsängsten vermieden werden. Ängste in dieser Ausprägung gehen in aller Regel mit starkem Leidensdruck und einer deutlichen Einschränkung der Lebensqualität einher.

2.2 Welches sind die häufigsten Angststörungen?

Aus **Abbildung 2-1** wird ersichtlich, dass alle Menschen irgendwann einmal unter Stress und Angst leiden. Viele erleben außerdem bei vorübergehenden Belastungen eine Mischung aus negativer Verstimmung, körperlichem Unwohlsein und Ängsten, gar nicht selten sogar einmalig auftretende Panikattacken.

Weniger häufig kommen allerdings Angsterkrankungen vor. Ungefähr jeder 7. Erwachsene (14 %) ist von einer solchen Erkrankung betroffen. Wenn Angststörungen über Monate oder Jahre andauern, kann es bei manchen Menschen auch zu weiteren Folgeproblemen oder -erkrankungen kommen:

- Medikamenten- und Alkoholmissbrauch
- Sozialer Rückzug, Vernachlässigung positiver Aktivitäten

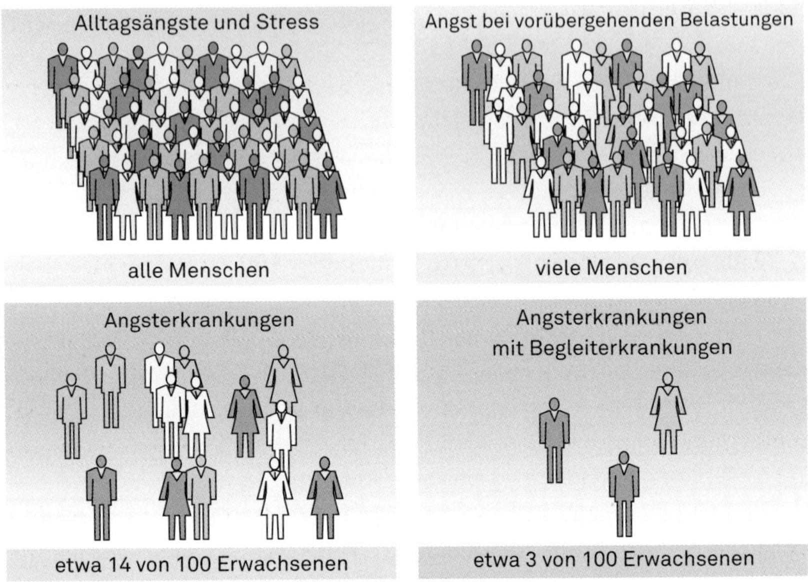

Abbildung 2-1: Anzahl der Menschen, die von Ängsten betroffen sind

- Andauernde Niedergeschlagenheit, Depressionen
- Körperliche Beschwerden oder Erkrankungen (z. B. erhöhter Blutdruck, Kopfschmerzen)
- Probleme in Partnerschaft/Familie
- Schwierigkeiten am Arbeitsplatz

2.3 Welche spezifischen Formen der Angststörung gibt es?

Nachfolgend werden die verschiedenen Angststörungen näher beschrieben:

- Panikstörung
- Phobische Störungen
  - Agoraphobie
  - Soziale Phobie
  - Spezifische Phobie
- Generalisierte Angststörung

2.3.1 Panikstörung

Die Panikstörung (siehe **Abbildung 2-2**) wird auch „Angst aus heiterem Himmel" genannt. Sie ist an plötzlich und unerwartet auftretenden Panikattacken zu erkennen, deren Auftreten nicht auf bestimmte eng umschriebene Situationen begrenzt ist. Zwischen den Panikattacken besteht meistens die ständige Furcht vor weiteren Attacken.

Während einer Panikattacke kommt es zum Auftreten vielfältiger körperlicher Symptome, wie z.B. Herzklopfen, Engegefühl im Brustbereich, Atembeklemmungen und Schwindel (siehe auch Tabelle 1-2: Beispiel für die vier Anteile der Angst). Die betroffene Person hat Katastrophengedanken, wie z.B. einen Herzanfall zu erleiden oder zu sterben. Obwohl die Angstspitzen derartiger Panikattacken zumeist nur Minuten andauern, kann die Panikstörung das Leben stark beeinträchtigen.

Panikattacken sind mit einer sehr intensiven Schreck-Angst-Reaktion vergleichbar, auch wenn sich häufig für ihr Auftreten kein nachvollziehbarer Anlass ermitteln lässt. Panikstörungen werden bis zur diagnostischen Abklärung oft als Symptome einer bedrohlichen körperlichen Erkrankung

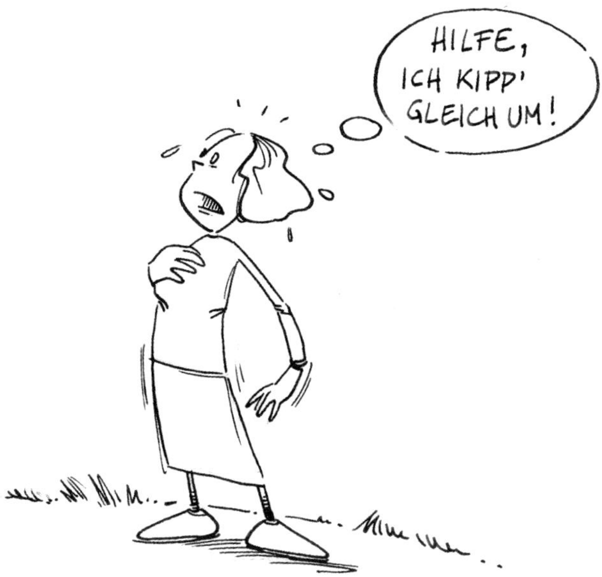

„Panikattacken aus heiterem Himmel", für die es keine Erklärung gibt.

Abbildung 2-2: Panikstörung

interpretiert. Dieses hat nicht selten wiederholte (Not-)Arztbesuche des Betreffenden zur Folge.

Wenn eine Panikattacke in einer spezifischen Situation (Kaufhaus, Warteschlange etc., siehe Abbildung 2-4) auftritt, kann sich in der Folge ein Vermeidungsverhalten bezogen auf diese Situationen entwickeln. Dies ist insbesondere dann der Fall, wenn zunehmend Erwartungsängste („Angst vor der Angst") auftreten. Daher tritt die Panikstörung oft zusammen mit einer Agoraphobie auf.

2.3.2 Phobische Störungen: Agoraphobie, soziale Phobie, spezifische Phobie

Eine zweite Gruppe von Angststörungen besteht aus den sogenannten Phobien, die sich weiter in verschiedene Typen unterteilen lassen. Die Ängste beziehen sich auf eng umschriebene und im Allgemeinen ungefährliche Situationen oder Objekte. Bei phobischen Störungen wird versucht, die entsprechenden Angst auslösenden Objekte oder Situationen zu meiden. Ist dies nicht möglich, treten intensive Angstsymptome auf. Oft erzeugt alleine die Vorstellung, dass die phobische Situation eintreten könnte, Erwartungsangst.

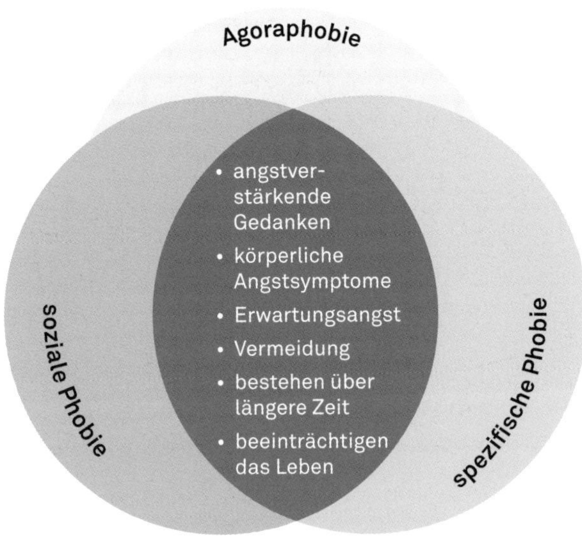

Abbildung 2-3: Gemeinsamkeiten von Phobien

Wie Sie der **Abbildung 2-3** entnehmen können, haben alle phobischen Störungen mehrere gemeinsame Merkmale. Dazu gehören:

- Körperliche Angstsymptome wie Zittern, Herzklopfen und Schwitzen
- Erwartungsängste vor bestimmten Situationen oder Objekten
- Vermeidung dieser Situationen

Phobien können zu einer erheblichen Beeinträchtigung des sozialen Alltagslebens oder des Berufs führen, zu einer Verminderung von Lebensqualität und daraus resultierende Depression. Manche Menschen mit einer Phobie erleben selten ausgeprägte Angstgefühle, da sie die Angst auslösenden Situationen überwiegend vermeiden. Dies funktioniert aber nur so lange, bis die Vermeidung aufgrund von z.B. veränderten Lebensumständen nicht mehr möglich ist.

Agoraphobie („Platzangst“)

Eine Form der Phobie wird Agoraphobie genannt (siehe **Abbildung 2-4**). Eine Agoraphobie kann, muss aber nicht, eine Folge einer Panikstörung oder eines einmaligen Panikerlebens sein.

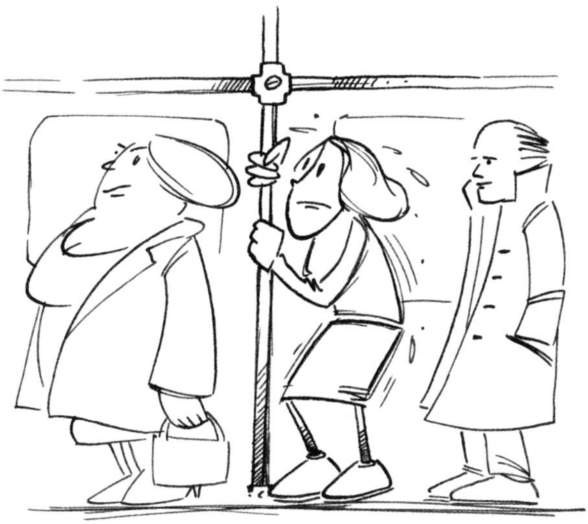

Unbegründet starke Angst vor Menschenmengen; Verkehrsmitteln; in einer Schlange zu stehen; ...

Abbildung 2-4: Agoraphobie

Das Hauptmerkmal der Agoraphobie ist die Angst vor verschiedenen Situationen, aus denen eine rasche Flucht nur schwer möglich erscheint. Der Begriff Agoraphobie, schließt das mit ein, was früher als „Platzangst“ bezeichnet wurde, also Angst vor großen offenen Plätzen. Die meisten Betroffenen haben aber auch Angst vor weiteren Situationen, beispielsweise den folgenden:

- In der Warteschlange im Supermarkt stehen
- Aufsuchen von vollen Geschäften
- Aufenthalt in Menschenmengen (z. B. volle Räume, Kino, Theater)
- Fahren in Fahrstühlen
- Benutzung von öffentlichen Verkehrsmitteln
- Autofahren, insbesondere auf der Autobahn und in Tunneln

Beispiele für dabei häufig auftretende Katastrophenbefürchtungen sind:

- Ohnmächtig zu werden
- Nicht rechtzeitig Hilfe zu bekommen
- Aus der Situation nicht mehr herauszukommen
- Kontrolle vollständig zu verlieren
- Sterben zu müssen

Andere Befürchtungen können sich auf soziale Ängste beziehen, wie z. B. die Sorge, dass die eigene Angst von anderen bemerkt und als Schwäche bewertet wird. Eine Besonderheit bei der Agoraphobie liegt darin, dass die meisten Betroffenen die typischen Auslösesituationen mit relativ wenig Angst aufsuchen können, wenn sie von einer vertrauten Person begleitet werden. Eine sehr stark ausprägte und lang andauernde agoraphobische Symptomatik kann bei einigen Betroffenen dazu führen, dass sie ihren häuslichen Lebensbereich kaum mehr verlassen.

Soziale Phobie

Die soziale Phobie umfasst unangemessen starke Erwartungsängste und Panikgefühle in sozialen Situationen (siehe **Abbildung 2-5**). Sie kann auf einige eng umschriebene Situationen begrenzt sein oder aber in fast allen sozialen Situationen auftreten. Beispiele hierfür sind:

- Vor anderen sprechen (z. B. eine Rede halten)
- Mit anderen zusammen essen oder trinken
- Eine Unterschrift leisten, während jemand anderes zuschaut

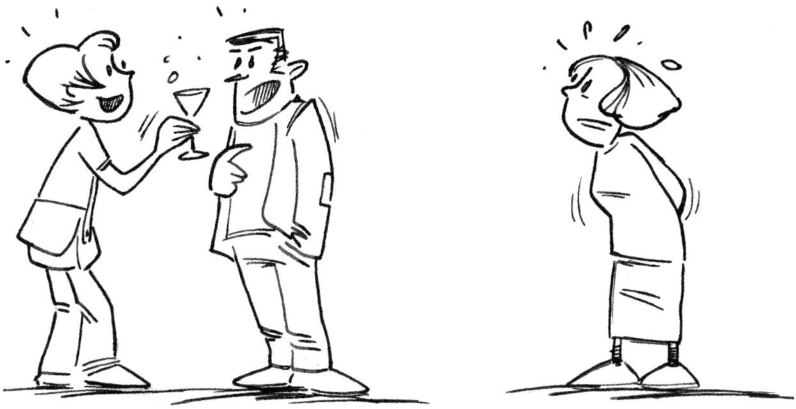

Unbegründet starke Angst in sozialen Situationen, z. B. bei der Teilnahme an einer Geburtstagsfeier

Abbildung 2-5: Soziale Phobie

- Sich mit einer attraktiven Person treffen
- Um Auskünfte bitten (z. B. nach dem Weg fragen)
- Etwas reklamieren oder ablehnen (z. B. etwas im Geschäft zurückgeben)
- Kritik an anderen äußern

Die soziale Phobie beginnt oft bereits in der Jugend. Angst verstärkend sind Befürchtungen, im Mittelpunkt der Aufmerksamkeit zu stehen und sich zu blamieren oder von anderen Personen negativ bewertet und abgelehnt zu werden. Außerdem fällt es den Betroffenen häufig schwer, sich von anderen abzugrenzen, „Nein" zu sagen, berechtigte Forderungen zu stellen und neue Kontakte zu anderen Menschen herzustellen oder fortzusetzen. Vor diesem Hintergrund können erhebliche berufliche oder private Folgeprobleme entstehen. Diese Aspekte der sozialen Phobie stellen eine Grundlage für dauerhafte Belastungs- und Überforderungsgefühle dar. Im Extremfall kann das Vermeiden von sozialen Situationen bis zur vollständigen sozialen Isolierung führen.

Spezifische Phobie

Phobische Ängste vor Gegenständen, Tieren oder engumschriebenen Situationen werden als spezifische Phobie bezeichnet (siehe **Abbildung 2-6**). Ein älterer, aber doch noch recht häufig benutzter Begriff bezeichnet diese Phobien auch als Monophobien.

Menschen mit spezifischen Phobien neigen häufig zu einem ausgeprägten Vermeidungsverhalten. Fast jede Situation bzw. Objekt kann Gegenstand einer spezifischen Phobie sein. Beispiele sind:

- Spinnen oder andere Tiere
- Höhe
- Gewitter
- Enge Räume
- Dunkelheit
- Laute Geräusche
- Erbrechen
- Flugzeug fliegen
- Spritzen oder Zahnarztbesuche

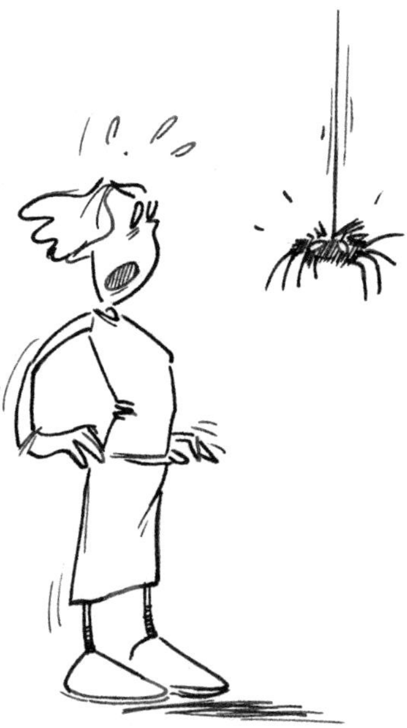

Unangemessen starke Angst, die auf einzelne Situationen beschränkt ist, z. B. Spinnenangst, Flugangst, Höhenangst

Abbildung 2-6: Spezifische Phobie

2.3.3 Generalisierte Angststörung

Sorgen, Ängste und Anspannung gelten als die drei Hauptmerkmale dieser Krankheit (**Abbildung 2-7**). Häufig bestehen:

- Langandauernde, übertriebene, unrealistische Sorgen und Ängste in Bezug zu vielfältigen Lebensbereichen (z. B. Arbeit, Familie oder Gesundheit betreffend).
- Das Erleben, dass diese Sorgen unkontrollierbar sind.
- Begleitbeschwerden in Form von motorischer Spannung (z. B. körperliche Unruhe, Spannungskopfschmerzen, Zittern oder allgemein der Unfähigkeit sich zu entspannen), vegetativer Übererregbarkeit (z. B. Herzrasen, Benommenheit, Schwindelgefühle, Schwitzen oder Magendruck) und Konzentrations- und Schlafstörungen.

Eine häufige Befürchtung ist, dass man selbst oder die eigenen Angehörigen verunglücken oder sonst irgendwie zu Schaden kommen könnten. Im Unterschied zu den anderen Angsterkrankungen stehen solche Sorgen ganz im Vordergrund. Sie stellen das Hauptsymptom dar und führen zu deutlichen Beeinträchtigungen im Alltag. Sehr häufig treten generalisierte Angststörungen zusammen mit Depressionen auf.

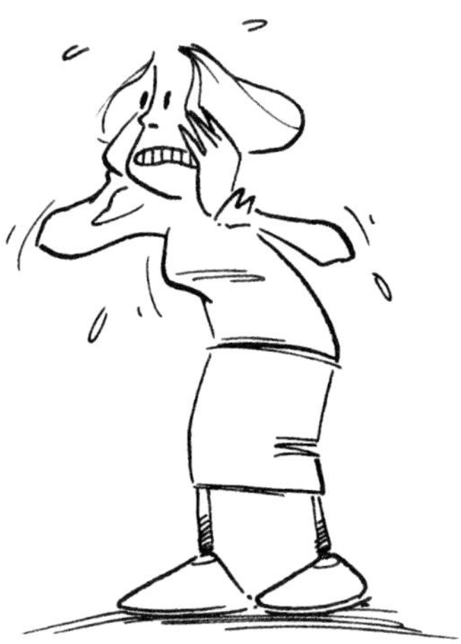

Übertriebene Sorgen in Bezug auf vielfältige Lebensbereiche

Abbildung 2-7: Generalisierte Angststörung

Unter welcher Angststörung leide ich?

Um abzuklären, unter welcher Angststörung Sie leiden, sollten Sie eine professionelle Beratung aufsuchen. Ein erster Schritt kann sein, dass Sie sich an Ihre Hausärztin oder Ihren Hausarzt wenden. Dieser wird Sie dann an eine entsprechende Stelle weitervermitteln. Zudem kann Ihre Hausärztin oder Ihr Hausarzt abklären, ob eine körperliche Ursache für Ihre Ängste besteht. Darüber hinausgehenden fachlichen Rat finden Sie zum einen bei spezialisierten Ärztinnen und Ärzten, dazu gehören Fachärzte für Psychiatrie und Psychotherapie und andere Ärzte mit dem Titel Psychotherapie (z.B. Facharzt für Psychosomatische Medizin und Psychotherapie). Auch Diplom-Psychologinnen und Psychologen mit psychotherapeutischer Ausbildung (Psychologische Psychotherapeuten) können abklären, welche Angststörung bei Ihnen vorliegt, und ob eine Therapie für Sie angezeigt ist.

3 Ursachen und aufrechterhaltende Bedingungen von Angststörungen

3.1 Wie entstehen Angststörungen?

Viele von Ihnen haben sich sicher schon oft die Frage gestellt, warum gerade Sie an einer Angststörung erkrankt sind. Daher möchten wir Ihnen einige Erklärungsmöglichkeiten vorstellen.

Angsterkrankungen können auf unterschiedliche Weise zustande kommen, oft spielen mehrere Teilursachen eine Rolle (**Abbildung 3-1**). Manchmal lösen bestimmte negative Erfahrungen eine Angststörung aus. So kann ein unvorhergesehener Hundebiss eine Hundephobie auslösen oder der schon beschriebene Stromausfall im Fahrstuhl kann zu einer Klaustrophobie führen (siehe Kapitel 3.1). Aber auch länger zurückliegende verunsichernde Erfahrungen, wie z.B. Trennungserlebnisse in der Kindheit, finden sich gehäuft bei Menschen mit Angsterkrankungen. Manchmal ist es aber auch der Umstand, dass man bestimmte Verhaltensweisen nie richtig lernen konnte, z.B. sich durchzusetzen oder vor anderen zu reden – was umso schwerer wiegt, wenn man beruflich darauf angewiesen ist. Manche Betroffene haben auch schon als Kinder gelernt, ängstlich oder vermeidend zu reagieren, z.B. wenn auch die Eltern eher ängstlich waren (Lernen am Modell).

Häufig tragen plötzliche oder lang andauernde Belastungen – also Stress und Überforderung – zur Entstehung und Aufrechterhaltung einer Angsterkrankung bei. Oft entsteht dann das Gefühl von Hilflosigkeit, die daraus resultierende negative Befindlichkeit wird insbesondere von sehr leistungsorientierten Menschen nicht immer akzeptiert oder nicht wahrgenommen. Dagegen „rebelliert“ der Körper mit scheinbar unerklärlicher Angst, Panikattacken, Besorgnis und/oder Unsicherheit – wie bei dem berühmten Fass, das ein letzter Tropfen zum Überlaufen bringt.

Meistens spielen mehrere dieser Faktoren gemeinsam eine Rolle bei der Entstehung einer Angststörung. Der Konsum von Alkohol, Cannabis oder

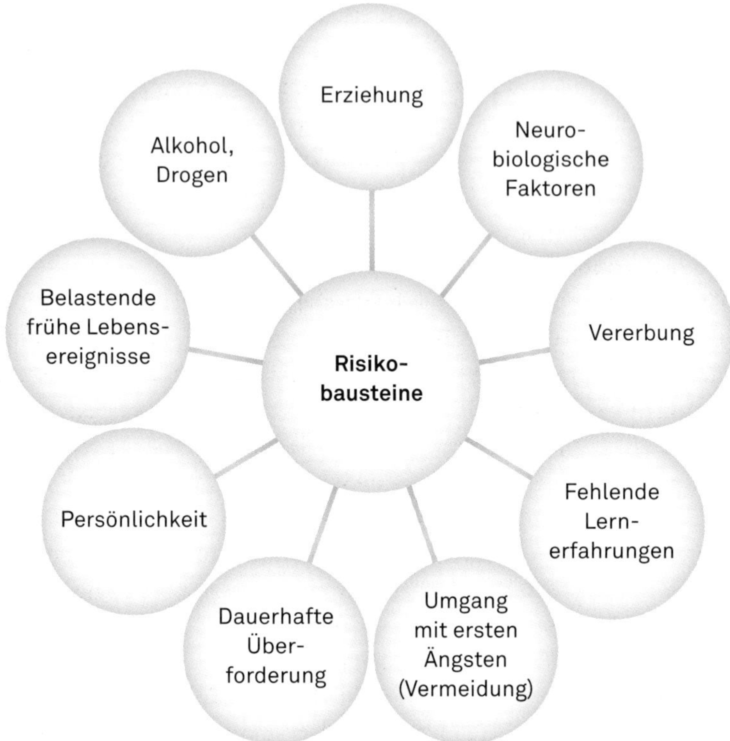
Erziehung
Alkohol, Drogen
Neuro-biologische Faktoren
Belastende frühe Lebens-ereignisse
Risiko-bausteine
Vererbung
Persönlichkeit
Fehlende Lern-erfahrungen
Dauerhafte Über-forderung
Umgang mit ersten Ängsten (Vermeidung)

Abbildung 3-1: Mögliche Ursachen von Angststörungen

anderen Drogen kann auch dazu gehören: Dies kann Angsterkrankungen auslösen oder auch dazu führen, dass Ängste nicht wieder verschwinden. Ein ernsthafter Teufelskreis ergibt sich, wenn solche Substanzen von Betroffenen eingesetzt werden, um Ängste zu dämpfen und sich hierdurch eine Abhängigkeit entwickelt, die wiederum die Angsterkrankung aufrechterhält.

3.2 Neurobiologie der Angst

Bestimmt haben Sie sich auch schon einmal gefragt, was in Ihrem Gehirn passiert, wenn Sie Angst haben. Eine ganz entscheidende Rolle spielt hierfür eine entwicklungsgeschichtlich sehr alte Gehirnstruktur, der Mandelkern (Amygdala). Dieser wird dem sogenannten limbischen System zugeordnet und gilt als die „Zentrale“ der Angst. Wenn der Mandelkern Stresssignale aussendet, werden im Mittelhirn und im Hirnstamm gelegene Regionen aktiviert, die dann die typischen körperlichen Angstsymptome auslösen: Anstieg von Atem- und Herzfrequenz sowie Blutdruck, muskuläre Anspannung und weitere (siehe Tabelle 1-2). Es wird dann auch von der direkt unter dem Gehirn liegende Hirnanhangdrüse (Hypophyse) ein Hormon in die Blutbahn abgegeben, das die Nebennierenrinde dazu anregt, Kortisol auszuschütten. Alles zusammen versetzt den Körper in Alarmbereitschaft.

Für den Informationsaustausch zwischen den einzelnen Nervenzellen im Gehirn sind bestimmte Botenstoffe verantwortlich, unter anderem Serotonin und Noradrenalin. Bei vielen verschiedenen psychischen Störungen ist das Gleichgewicht dieser Botenstoffe verändert, so auch bei der Angststörung. Dies erklärt die Wirkung bestimmter Medikamente auf Angststörungen (siehe Kapitel 7.2 „Medikamentöse Behandlung"), welche die Konzentration der Botenstoffe verändern.

Und wie können wir selbst, neurobiologisch gesehen, Einfluss nehmen auf diese Angstreaktion? Entscheidend hierfür ist ein spezieller Teil des Stirnlappens der Großhirnrinde, der präfrontale Cortex. Dieser ermöglicht uns das Bewerten von potenziellen Gefahren und aktiviert oder hemmt die Amygdala entsprechend. Mit seiner Hilfe können wir also die Aktivität der Amygdala und damit unsere Angstreaktion regulieren. Wenn wir unsere Aufmerksamkeit auf die Bedrohlichkeit einer Situation fokussieren, veranlasst der präfrontale Cortex die Amygdala, ihre Aktivität zu steigern. Die Angst nimmt zu. Richten wir unsere Aufmerksamkeit hingegen wieder auf andere Dinge und bewerten die Situation als ungefährlich, wird die Amygdala-Aktivität herunterreguliert.

Bei angemessener, „normaler" Angst sind dieselben Hirnregionen beteiligt wie bei Angsterkrankungen. Bei Angsterkrankungen reagieren diese allerdings zum einen in erheblich stärkerem Ausmaß und zum anderen auch bei Auslösern, die bei Gesunden keine Angstreaktion bewirken. Entsprechend findet sich bei Angststörungen generell eine gesteigerte Aktivität der Amygdala.

Besonders wichtig hierbei ist: Wenn eine Angststörung erfolgreich bewältigt wird, nimmt diese Hyperaktivität ab, bis hin zur Normalisierung! Diese Erkenntnis ermutigt dazu, die in Kapitel 4 beschriebenen Übungen zur Angstbewältigung regelmäßig zu wiederholen. Neurobiologisch gesehen bewirken solche wiederholten Übungen, dass sich das Gehirn Schritt für Schritt umstellt: Die erwähnten Botenstoffe kommen wieder ins Gleichgewicht, der hemmende Einfluss des präfrontalen Cortex auf die Amygdala wird gestärkt, und die Angstreaktionen werden mit der Zeit immer seltener und schwächer.

3.3 Fehlsteuerungen der Stressreaktion

Bei allen Formen von Angststörungen spielen Fehlsteuerungen der Stressreaktion eine entscheidende Rolle. Dieser Zusammenhang soll Ihnen exemplarisch anhand der **Abbildung 3-2** und dem nachfolgenden Beispiel „Fahrstuhl fahren“ verdeutlicht werden.

Beispiel zur Entstehung einer spezifischen Phobie: „Fahrstuhl fahren“

Stellen Sie sich vor, dass Sie mit dem Aufzug fahren wollen. Sie steigen ein, der Aufzug fährt an und bleibt plötzlich aufgrund eines Stromausfalls stehen. Sie erleben eine Stressreaktion, die relativ rasch wieder abklingt, nachdem der Fahrstuhl weiterfährt. Oft führt bereits das einmalige Erleben einer derartigen Situation dazu, dass der Betreffende beim nächsten Mal bereits vor Betreten des Fahrstuhls eine erhöhte Anspannung erlebt. Diese Anspannung wird Erwar-

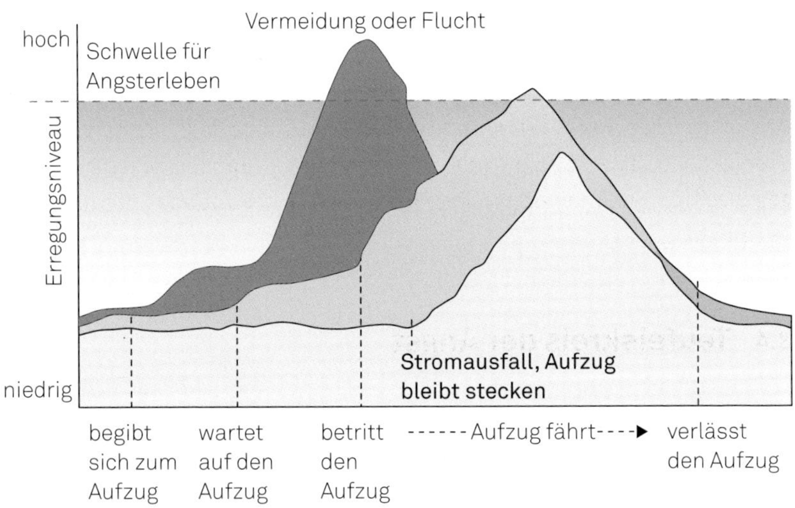

Abbildung 3-2: Entstehung einer spezifischen Phobie: Angst vor dem Fahrstuhlfahren

tungsangst genannt. Sie bahnt bereits beim Warten auf den Aufzug Unruhe und Nervosität. Diese Erregung kann sich beim Betreten weiter steigern und legt sich wahrscheinlich erst, wenn der Aufzug, ohne zu stocken oder stecken zu bleiben, weiterfährt. Selbst wenn die Erregung in den kritischen Bereich von Angst ansteigt, fällt sie noch während der Fahrt wieder ab, sodass Sie beim Verlassen des Aufzugs eine viel geringere oder gar keine Angst mehr verspüren. Würden Sie nun im Anschluss mehrfach das Aufzugfahren wiederholen, so würde innerhalb kurzer Zeit auch die Erwartungsangst verschwinden und das Fahren mit dem Fahrstuhl wieder eine ganz normale Aktivität werden.

Bei bestimmten Angsterkrankungen werden aber schon alleine die Gedanken oder Vorstellungen an eine solche Stressreaktion (oder an einen Stromausfall) als so bedrohlich oder gefährlich erlebt, dass die Betroffenen dazu neigen, diese Situation gänzlich zu vermeiden. Der Grund hierfür ist, dass die Erwartungsangst selbst einen Stressfaktor darstellt: Schon alleine die Vorstellung einer solchen Situation reicht aus, um eine überstarke Stressreaktion zu entwickeln. Kommt es zur Vermeidung Angst auslösender Situationen, hat dies kurzfristig den angenehmen Effekt, dass weniger Angst auftritt. Das Problem ist aber: Je länger eine bestimmte Situation gemieden wird, umso mehr steigert sich die Erwartungsangst vor dieser Situation. Manchmal überträgt sich diese Angst dann auch auf Situationen, die ganz ähnlich sind, z. B. vom Aufzug auf die U-Bahn. Entscheidend hierfür ist das Fehlen der Erfahrung, dass sowohl die Situation als auch die Körperreaktionen ungefährlich sind.

Unabhängig von der Ursache und vom ersten Anlass, der vielleicht der Anstoß zu Ihrer Angsterkrankung war: Angst wird meist erst dann zu einem Problem, wenn Sie in einen Teufelskreis hineingeraten, bestehend aus sich gegenseitig verstärkender Erwartungsangst, Katastrophengedanken und Vermeidung.

3.4 Teufelskreis der Angst

Das in **Abbildung 3-3** dargestellte Modell des „Teufelskreis der Angst“ spielt für das Verständnis und die Bewältigung der Angst eine entscheidende Rolle. Der Angstkreis setzt sich aus unterschiedlichen Bestandteilen zusammen, was in Textkasten 3 näher erläutert wird. Er kann an jedem dieser Punkte beginnen.

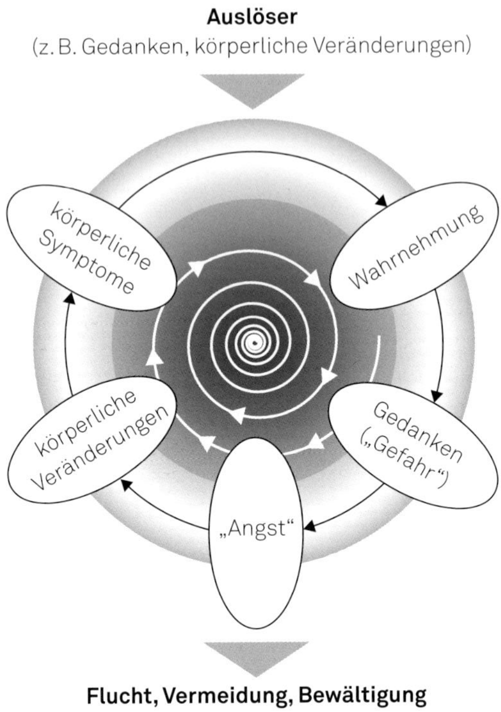

Abbildung 3-3: Der Teufelskreis der Angst

Textkasten 3: Bestandteile des „Teufelskreis der Angst"

- *Körperliche Symptome*
  Stellen Sie sich einmal vor, Sie bemerken plötzlich, dass Ihr Herz schneller schlägt. Sie haben vielleicht zusätzlich ein Engegefühl in der Brust.
- *Wahrnehmung*
  Sie „horchen daraufhin in sich hinein", achten auf die Körpersymptome, richten Ihre Aufmerksamkeit auf diese.
- *Gedanken an Gefahr (Katastrophengedanken)*
  Sie haben keine Erklärung für diese Symptome, werden ängstlich und stellen sich vor, wie Sie bald nach Luft schnappen werden. Gleichzeitig denken Sie, jeden Moment in Ohnmacht zu fallen. Sie nehmen also unangenehme körperliche Symptome wahr und bewerten diese als gefährlich, als Warnung vor etwas Schrecklichem, das bald geschehen könnte.

- *Angst*
  Diese Vorstellung löst bei Ihnen verständlicherweise Angstgefühle aus.
- *Körperliche Veränderungen und Symptome*
  Durch die Angst werden nun in Ihrem Körper weitere körperliche Veränderungen im Sinne der Stressreaktion ausgelöst. Die bereits beschriebenen körperlichen Symptome werden dadurch noch intensiver. Ihnen wird vielleicht zusätzlich schwindelig und heiß. Sie fangen zu schwitzen an oder haben das Gefühl, zu schwanken.
- *Angstkreis setzt sich fort*
  Ihre Gedanken fangen an zu rasen und Sie fürchten, den Verstand oder die Kontrolle über sich zu verlieren. Ihr Herz schlägt noch schneller und eventuell verstärkt sich das Engegefühl in der Brust, sodass Sie das Gefühl haben, nicht mehr richtig atmen zu können. Die Zunahme der körperlichen Symptome bewerten Sie erst recht als gefährlich. Da diese nun wirklich stärker geworden sind, sehen Sie sich somit in Ihrer Befürchtung einer drohenden Gefahr bestätigt. Der Angstkreislauf schaukelt sich also immer weiter auf. Wenn irgend möglich, versuchen Sie spätestens jetzt aus der Situation zu flüchten (Vermeidungsverhalten setzt ein).

Dieser Angstkreis macht deutlich, dass körperliche Symptome der Angst zunehmend stärker werden, wenn man besonders auf sie achtet. Da Sie keine Erklärung für die Symptome haben, interpretieren Sie sie als gefährlich und werden dadurch ängstlich. Je mehr Sie auf diese körperlichen Symptome achten und sie als bedrohlich erleben, desto ängstlicher werden Sie. Je ängstlicher Sie werden, umso stärker werden die körperlichen Symptome und umgekehrt. Sie können sich den Teufelskreis der Angst deshalb wie eine Spirale vorstellen, die sich immer weiter und weiter dreht. Die Angst dauert aber nicht, wie oft befürchtet wird, unendlich lange an: In dem Moment, in dem der Organismus automatisch beginnt, seine Gegenregulationssysteme (Parasympathikus) zu aktivieren, reduziert sich die Angst (siehe Tabelle 1-1). Erneut auftretende negative und Gefahr signalisierende Gedanken und Bewertungen können allerdings dazu führen, dass der Angstkreis nach einiger Zeit wieder in Gang gesetzt wird.

Manche Menschen, die einmal oder mehrfach stärkere Angst erfahren haben, werden sehr empfindsam gegenüber den dabei auftretenden körperlichen Veränderungen. Sie nehmen diese sehr viel schneller wahr, auch weil sie sich verstärkt selbst beobachten. Da der Teufelskreis der Angst an verschiedenen Punkten ausgelöst werden kann, wird er nicht immer durch die Wahrnehmung von körperlichen Symptomen in Gang gesetzt. Oft lösen auch Gedanken den Angstkreis aus, z. B. durch etwas, das Sie in der Zeitung über Herzinfarkte lesen und als bedrohlich bewerten. Je schlechter Ihre seelische Verfassung zu diesem Zeitpunkt ist, umso höher ist das Risiko, dass dieser Teufelskreis aktiviert wird.

Textkasten 4: Zusammenfassung über Angst, die zur Krankheit wird

Im Wesentlichen spielen zwei Komponenten eine Rolle dabei, Angst zu einer Krankheit werden zu lassen: zum einen die unrealistischen Erwartungen, dass die Angst zur schlimmstmöglichen Katastrophe führen wird und zudem ewig andauert, ins Unermessliche ansteigt oder nie wieder verschwindet. Diese Erwartungen gehören zu der im Angstkreislauf dargestellten gedanklichen Komponente („Katastrophengedanken") und treffen in dieser Form nicht zu. Der Versuch, die vorhandenen Angstempfindungen zu unterdrücken, sie nicht mehr erleben zu wollen, verlängert die Angstreaktion und macht normale Angst zu einem Problem. Und zum anderen führt eine Vermeidung der Angst auslösenden Situation zu einer Verstärkung und Verfestigung der Angst.

Würde es gelingen, die Angst mit all ihren unangenehmen Empfindungen zuzulassen, ohne aus der Situation zu flüchten oder diese zu vermeiden, würde sie meist schon nach kurzer Zeit von alleine verschwinden. Wenn Sie sich der gefürchteten Situation aussetzten, würde die Angst nur einen kurzfristigen Höhepunkt erreichen und dann spontan wieder abklingen.

3.5 Was kann geschehen, wenn ich nichts unternehme?

Wenn uns eine Situation Angst macht, obwohl sie eigentlich nicht gefährlich ist, ist es zwar nachvollziehbar, dass wir versuchen, dieser Situation und den damit verbundenen Angstgefühlen aus dem Wege zu gehen. Aber dadurch kann sich die Vermeidung ausbreiten und mehr und mehr Lebensbereiche betreffen. Dies bezeichnet man als Generalisierung der Symptomatik. Bezogen auf das Fahrstuhl-Beispiel in Kapitel 3.2 könnte sich die Angst und Vermeidung zunächst auf ähnliche Situationen ausdehnen, beispielsweise das Fahren mit der U-Bahn, weil man befürchtet, auch hier könnten Angstattacken auftreten. In der Folge können auch das Berufsleben und die Freizeit durch die Vermeidung beeinträchtigt werden, z.B., weil man generell nicht mehr ohne Begleitung mit öffentlichen Verkehrsmitteln fahren kann.

Dadurch entstehen eine zunehmende Hilflosigkeit und das Gefühl, von der Angst bestimmt und kontrolliert sowie in den eigenen Entscheidungen eingeschränkt zu werden. Depressive Verstimmungen und Selbstwertverlust sind eine häufige Folge.

Ein weiteres Risiko liegt darin, dass man in der Verzweiflung über sein Angstproblem zu vermeintlichen Hilfsmitteln (wie Alkohol oder Beruhigungsmedikamente) greift. Das birgt jedoch die Gefahr, eine Abhängigkeit von diesen Stoffen zu entwickeln, was wieder neue Probleme heraufbeschwört. Fazit: Wenn nichts aktiv gegen die Angst unternommen wird, kann sie zu einer dauerhaften Erkrankung werden, die weitere psychische und körperliche Probleme nach sich ziehen kann.

4 Wie gelingt Selbsthilfe bei Angststörungen?

Dieses Kapitel soll Sie darüber informieren, was Sie selbst dazu beitragen können, um Ihre Ängste dauerhaft zu bewältigen. Selbstmanagement-Strategien (Selbsthilfemöglichkeiten) werden in der Behandlung von körperlichen und psychischen Erkrankungen ein immer größerer Stellenwert beigemessen. Man versteht darunter eine umfangreiche Aufklärung über Entstehungsbedingungen und Bewältigungsmöglichkeiten von Erkrankungen und den Umgang mit möglichen Rückschlägen. In der Fachsprache wird diese Form der Informationsvermittlung auch Psychoedukation genannt.

Auch bei der Bewältigung von Angsterkrankungen haben sich bestimmte Selbstmanagement-Strategien bewährt. Die Basis für ihre praktische Anwendung bildet eine gute Information über die mit dem Angsterleben im Zusammenhang stehenden physiologisch-biologischen Reaktionen des menschlichen Körpers, wie bereits im Kapitel 1 dargestellt. Darauf aufbauend hat es sich als hilfreich erwiesen, sich darüber zu informieren, wie man sich als Betroffene oder Betroffener bzw. Angehörige oder Angehöriger in Angstsituationen und beim Auftreten von Panikerleben am besten verhält.

Manchmal ist es zusätzlich nützlich, ein Entspannungsverfahren zu erlernen, um zum einen Erwartungsängste herabzusetzen oder um zum anderen ein allgemein erhöhtes Anspannungsniveau zu vermindern. Ersteres gilt besonders für Menschen mit phobischen Störungen, Letzteres besonders für Menschen mit einer Panikstörung. Ein Ihnen wahrscheinlich zumindest vom Namen her bekanntes Entspannungstraining ist das autogene Training. Darüber hinaus gibt es eine Reihe von entspannungsfördernden Verfahren, die zumeist aus dem asiatischen Raum stammen, wie z. B. Tai Chi, Qi Gong oder Yoga. Bei Angsterkrankungen hat sich ein anderes Verfahren, die progressive Muskelentspannung nach Jacobson (PME), besonders bewährt. Hierbei erlernen Sie, Ihre Muskulatur gezielt anzuspannen und wieder zu entspannen (siehe Kapitel 8). Dadurch entwickeln Sie eine bessere Wahrnehmung für Ihre jeweilige muskuläre Anspannung und lernen, diese bewusst zu beeinflussen.

⚠ **Wichtig zu beachten:**

Ergänzend zur Selbsthilfe kann eine kognitive Verhaltenstherapie oder in manchen Fällen auch eine medikamentöse Behandlung ratsam sein. In Kapitel 7 können Sie sich zu diesen Behandlungsmöglichkeiten weiter informieren.

4.1 Anleitung zur Selbsthilfe

Um zu verstehen, welches Verhalten zur Angstbewältigung hilfreich ist, spielen die „Stressreaktion" und der „Teufelskreis der Angst" eine zentrale Rolle. Erinnern Sie sich noch einmal zurück: Je höher Ihr allgemeines Anspannungsniveau ist, desto eher reagieren Sie in Belastungssituationen des Alltags mit Angstgefühlen (siehe Kapitel 1.5). Das intensive Wahrnehmen dieser Angstgefühle führt im Zusammenhang mit den als bedrohlich erlebten Katastrophengedanken dazu, dass sich aus einem normalen Angstverlauf der „Teufelskreis der Angst" entwickeln kann (Kapitel 3.3).

Um Ihre Angst zu bewältigen, sollten Sie lernen, Ihre Erwartungsangst herabzusetzen. Um das zu erreichen, ist es notwendig, dass Sie sich den angstmachenden Situationen ganz bewusst, lange genug und regelmäßig, aussetzen.

Gelingt Ihnen dies, werden Sie beobachten, dass Ihre Angst weder fortwährend ansteigt noch ewig andauert, sondern von alleine wieder abklingt. Sie machen auf diese Weise die Erfahrung, dass Ihre Angst nicht zur befürchteten Katastrophe führt. Wiederholen Sie dies mehrere Male! Durch häufiges Üben verringert sich zusätzlich Ihre Erwartungsangst. Zudem erhöht sich Ihr Selbstwertgefühl, wenn Sie erfolgreich Ihre Angst bewältigen.

Damit es Ihnen gelingt, sich beim Üben entsprechend zu verhalten und neue Erfahrungen zu sammeln, haben sich die in Textkasten 5 aufgelisteten „10 goldenen Regeln zur Angstbewältigung" bewährt.

Textkasten 5: Die 10 goldenen Regeln zur Angstbewältigung

1. Denken Sie daran, dass Ihre Angstgefühle und die dabei auftretenden körperlichen Symptome nichts anderes sind als die Übersteigerung einer normalen Körperreaktion in einer Stresssituation.
2. Solche vorübergehenden Gefühle und Körperreaktionen sind zwar unangenehm, aber weder gefährlich noch in irgendeiner Weise schädlich.
3. Steigern Sie sich in Angstsituationen nicht selbst in noch größere Ängste hinein, durch Gedanken wie: „Was wird geschehen?“ oder „Was passiert, wenn es immer schlimmer wird?“.
4. Konzentrieren Sie sich stattdessen auf das, was um Sie herum und mit Ihrem Körper gerade jetzt geschieht – nicht auf das, was in Ihrer Vorstellung noch alles geschehen könnte. Bleiben Sie in der Realität!
5. Warten Sie ab und geben Sie der Angst Zeit, vorüberzugehen. Laufen Sie nicht davon, bleiben Sie in der Situation. Versuchen Sie nicht, Ihre Angst zu unterdrücken! Akzeptieren Sie Ihre Angst.
6. Beobachten Sie, wie die Angst von selbst wieder abnimmt. Steigern Sie sich gedanklich nicht weiter in die Angst hinein („Angst vor der Angst“).
7. Denken Sie daran, dass es beim Üben nur darauf ankommt zu lernen, mit der Angst umzugehen – nicht sie zu vermeiden. So geben Sie sich eine Chance, Fortschritte zu machen.
8. Halten Sie sich Ihre Ziele vor Augen und denken Sie daran, welche Fortschritte Sie schon – trotz aller Schwierigkeiten – gemacht haben. Stellen Sie sich vor, wie zufrieden Sie sein werden, wenn Sie auch dieses Mal Erfolg haben.
9. Beenden Sie eine Übung erst dann, wenn Sie merken, dass Ihre Angst nachlässt.
10. Danach beginnen Sie mit der nächsten Übung. Seien Sie aktiv, üben Sie täglich!

Diese Regeln unterstützen Sie dabei, aus dem „Teufelskreis der Angst“ auszusteigen und zu erleben, dass Ihre „Angstkurve“ wieder abfällt. Markieren Sie sich am besten die Regeln, die für Sie persönlich am hilfreichsten sind. Damit es Ihnen gelingt, diese Regeln anzuwenden, folgen in Textkasten 6 noch einige Erläuterungen.

Textkasten 6: Erläuterungen zu den 10 goldenen Regeln zur Angstbewältigung

- *Zu Regel 1*
  Denken Sie zurück an das Stressmodell. Erinnern Sie sich, dass der menschliche Organismus in realen oder vermeintlichen Gefahrensituationen eine Reihe von Stresshormonen ausschüttet, die körperliche Reaktionen hervorrufen. (siehe Kapitel 1.4 „Flucht-Kampf-Reaktion"). Angstreaktionen während des Übens sind also ganz natürlich und sogar erwünscht, da sie Ihnen eine Möglichkeit bieten zu lernen, mit Ihrer Angst umzugehen.
- *Zu Regel 2*
  Halten Sie sich vor Augen, dass auch intensive Angstgefühle und die damit einhergehenden körperlichen Beschwerden für einen gesunden Körper nicht schädlich sind. Ähnliche Reaktionen treten z.B. bei sportlicher Aktivität auf – und die ist ja bekanntlich auch nicht schädlich.
- *Zu Regel 3 und 4*
  Um diese Regeln anzuwenden, bedarf es einiger Übung. Es kommt darauf an, dass Sie einerseits Ihre körperlichen Reaktionen zulassen, statt sie zu unterdrücken, sich aber andererseits nicht zu stark auf diese konzentrieren. Beschäftigen Sie sich also nicht mit Katastrophengedanken und subjektiven Bewertungen. Richten Sie stattdessen Ihre Aufmerksamkeit auf die äußere Umgebung. Und zwar mit allen Ihren Sinnen und möglichst objektiv. Sie helfen sich dadurch, die Situation realistisch einzuschätzen. Es geht nicht darum, sich mit aller Kraft abzulenken. Eigene Körpersymptome, Gefühle und Gedanken sollten wahrgenommen werden, auch sie gehören zur Realität. Aber eben nicht nur, auch die äußere Umgebung zählt dazu und sollte beachten werden. Versuchen Sie also ein „Beobachter" zu werden, der die gesamte Realität wahrnimmt. Man spricht in diesem Zusammenhang auch von „Realitätsüberprüfung". Zwei Beispiele:
  a) „Ich stehe hier in einer Warteschlange, vor mir kommen noch drei andere Personen dran, die Frau vor mir trägt eine rote Brille, in ihrem Einkaufswagen sehe ich ..." – Statt: „Es ist so voll hier, die vielen Menschen machen mich ganz verrückt."
  b) „Ich stehe fest auf meinen Füßen und fühle den Widerstand des Bodens." – Statt: „Gleich falle ich um, mir ist schwindelig etc." Probieren Sie z.B. aus, mit beiden Füßen fest auf den Boden zu treten, um auch dieses Gefühl in Ihre Wahrnehmung einzubeziehen.

- *Zu Regel 5 und 6*
  Sich Zeit lassen ist aus zweierlei Gründen wichtig: Zum einen bewirkt Zeitdruck oder Hektik einen Anstieg der allgemeinen Anspannung und zum anderen benötigt der Körper Zeit, sein System in Gang zu setzen, um den Stress abzubauen.
  Nehmen Sie sich diese Zeit und berücksichtigen Sie dabei Regeln 3 und 4. Dann werden Sie die Erfahrung machen, dass Ihre Angst bis zu einem bestimmten Punkt ansteigt, dort einige Minuten verbleibt und dann wieder abklingt. Entscheidend ist, dass Sie beim Üben in der Situation verbleiben und den Abfall der Angst erleben – die komplette Angstfreiheit ist nicht das Ziel!
- *Zu Regel 7*
  Das Vermeiden von Angstsituationen ist nur für kurze Zeit entlastend, denn längerfristig verstärkt Vermeidung Ihre Ängste. Um Ängste dauerhaft zu bewältigen, ist es wichtig, dass Sie sich aktiv den angstbesetzten Situationen aussetzen, selbst wenn Sie dabei erst einmal eine verstärkte Angst erleben werden. Auf diese Weise können Sie langfristig Ihre Ängste bewältigen. Akzeptieren Sie Ihre Angst. Verurteilen Sie sich nicht dafür, dass Sie Angst erleben, sondern ermutigen Sie sich selbst, sich Ihrer Angst zu stellen. Dazu hat sich das „Prinzip der kleinen Schritte" bewährt: Also mit einer nicht allzu schwierigen Situation zu beginnen und sich im Anschluss Schritt für Schritt stärker angstauslösenden Situationen zu stellen (siehe das folgende Kapitel 4.3 Planung und Durchführung von Übungen zur Angstbewältigung).
- *Zu Regel 8*
  Lenken Sie Ihre Aufmerksamkeit auf das, was Sie schon erreicht haben. Jede Übung kostet Sie Überwindung und kann sehr anstrengend sein. Daher sind auch Belohnungen wichtig – denn durch Belohnungen drücken Sie sich selbst gegenüber Anerkennung und Wertschätzung für Ihre Risikobereitschaft, Mühe und Ihren Erfolg aus.
- *Regel 9 und 10*
  Beenden Sie eine Übung immer erst dann, wenn sich Ihre Angst spürbar vermindert hat. Eine Voraussetzung dafür ist, dass Sie sich beim Üben nicht unter Druck setzen und sich in allen Angstsituationen genügend Zeit nehmen. Anschließend können Sie eine neue Herausforderung in Angriff nehmen – nun haben Sie ja schon Übung darin! Wiederholen Sie eine Übung, wenn Sie merken, dass sie Ihnen schwerfällt, oder planen Sie Zwischenschritte ein. Brechen Sie eine Übung nicht ab. Machen Sie lieber eine kleine Pause, und unternehmen Sie danach gleich einen weiteren Versuch.

Im Anhang finden Sie diese Regeln als Kopiervorlage in Form eines Selbstgespräches (Arbeitsblatt 1). Unserer Erfahrung nach hat es sich als hilfreich erwiesen, dass Sie beim Üben im Alltag eine auf Taschenformat verkleinerte Kopie der Angstbewältigungsregeln mit sich führen. So können Sie die für Sie wichtigsten Regeln jederzeit noch einmal nachlesen. Das Üben einer bestimmten Situation mit Hilfe der „10 goldenen Regeln" wird Ihnen mit der Zeit leichter fallen, trotzdem sind zwischenzeitlich Rückschläge möglich. Lassen Sie sich dann nicht entmutigen, üben Sie trotzdem und gerade deswegen weiter!

4.2 Wie wirkt sich regelmäßiges Üben auf die Angstintensität aus?

Oft kommt es schon vor der Konfrontation mit einer angstauslösenden Situation oder spätestens zu Beginn einer solchen Übung zu einem Angstanstieg. In **Abbildung 4-1** wird dies anhand der sogenannten „Angstkurve" dargestellt: Schon vor der Konfrontation beginnt die Angstintensität langsam zuzunehmen. Das ist die schon erwähnte „Angst vor der Angst" oder „Erwartungsangst". Also zum Beispiel, wenn Sie Ihre Ängste in öffentlichen Verkehrsmitteln bewältigen möchten, beim Betreten des U-Bahnhofes und

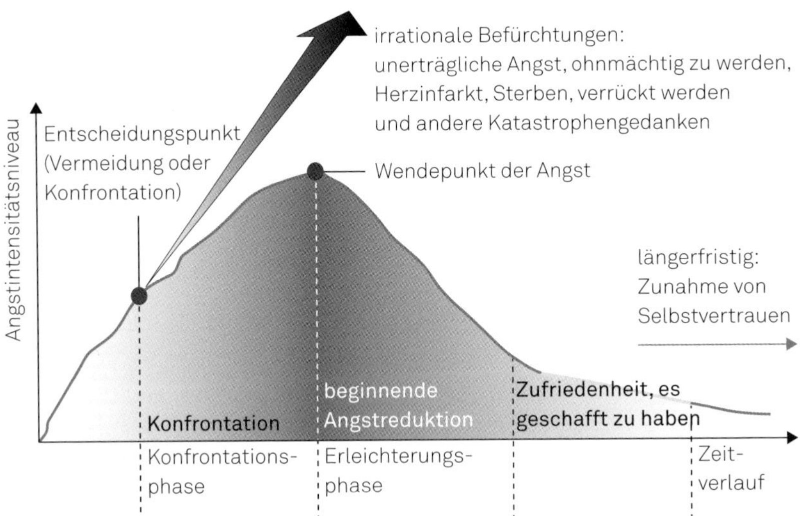

Abbildung 4-1: Die Angstkurve

dann nochmals beim Betreten der U-Bahn selbst. Das Anwenden der Regeln zur Angstbewältigung wird Ihnen helfen, Katastrophengedanken zu vermindern. Die Angst wird vielleicht noch einige Minuten lang ansteigen, aber dann auch wieder nachlassen. Die Angstkurve hat ihren Höhepunkt überschritten und fällt wieder ab. Das ist dann eine ganz entscheidende neue Erfahrung: Ihre Angst wird nicht immer stärker, sondern lässt relativ bald nach, obwohl Sie in der Situation bleiben und nicht „flüchten. Sie werden sich zufrieden und stolz fühlen, wenn Sie dies erleben! Durch regelmäßiges Üben werden Sie auf diese Weise immer weniger Angst haben und Ihr Selbstvertrauen stärken. Die Angstkurve wird flacher und flacher. Das Gefühl, hilflos zu sein, tritt immer mehr in den Hintergrund.

Damit Sie sich noch besser vorstellen können, wie Sie die Regeln der Angstbewältigung im Alltag einsetzen können, finden Sie im Textkasten 7 ein Beispiel für einen inneren Dialog. Diesen Dialog könnte eine Person mit sich selbst führen, während sie in der U-Bahn eine Angstattacke erlebt und sich auf die „10 goldenen Regeln“ besinnt.

Textkasten 7: Innerer Dialog zur Bewältigung einer Angstattacke

- „Puh, ist das heiß hier drin. Was ist, wenn die U-Bahn stecken bleibt und ich hier nicht wieder rauskomme? Ich werde bestimmt gleich ohnmächtig, mein Herz rast auch schon und ich fühle mich ganz komisch im Kopf. Mein Gott, der Tunnel nimmt kein Ende! Ob die Leute gegenüber schon bemerken, wie schlecht es mir geht? Was sie wohl von mir denken?“
- **„Stopp!** – mein Herz rast, weil ich Angst habe. Das weiß ich doch, es ist ja nicht das erste Mal! Soll es doch ruhig weiterrasen, das ist nicht gefährlich. Dass ich gleich umkippen werde, ist nur ein Katastrophengedanke, ich kann ja gar nicht wissen, wie es weitergeht. Und was die anderen Leute im Moment denken, kann ich genauso wenig wissen, und es kann mir ja eigentlich auch egal sein. Ich höre jetzt auf mit dem Spekulieren, konzentriere mich nicht nur auf meine Symptome, sondern mehr auf das, was um mich herum in der Realität geschieht: Also, ich stehe hier in der U-Bahn, der Boden fühlt sich an den Fußsohlen hart an, ich kann problemlos fest auftreten. Außer mir sind noch etwa 15 andere Personen mit im Abteil, die meisten lesen Zeitung. Gerade habe ich jemanden niesen gehört. Ich rieche die Banane, die die Frau neben mir isst. So, zurück zu mir: Was macht meine Angst? Ich bin etwas ruhiger, glaube ich, wobei ich immer noch merke, dass mein Herz schnell schlägt. Aber das gehört ja auch zur Angst dazu. Was gibt’s denn noch um mich herum zu beobachten?“

- „Nein, das bringt ja alles nichts, Hilfe, mein Herz klopft immer noch. Nur noch die eine Station durchhalten, dann kann ich hier raus, dann geht es mir gleich wieder besser."
- „**Stopp!** – jetzt bin ich gedanklich wieder bei meiner Angst und wie es weitergehen könnte. Ich konzentriere mich besser wieder auf die Umgebung um mich herum und versuche, mir Zeit zu lassen. Vorhin hat das ja schon geholfen. Da sitzt ja auch ein Hund auf dem Boden, den habe ich bisher gar nicht gesehen. ..."

4.3 Planung und Durchführung von Übungen zur Angstbewältigung

Neben der Vertrautheit mit den Regeln der Angstbewältigung, gibt es weitere Möglichkeiten, wie Sie sich selbst beim Üben unterstützen können. Wichtig ist, dass Sie Ihre Übungen gut planen. Was Sie dabei im Einzelnen beachten sollten, wird Ihnen in den nachfolgenden Abschnitten ausführlich erläutert.

4.3.1 Angsthierarchie erstellen

Eine Möglichkeit das „Prinzip der kleinen Schritte" umzusetzen ist, dass Sie beim Üben nach einer sogenannten Angsthierarchie (Arbeitsblatt 2) vorgehen. Wie Sie für sich selbst eine Angsthierarchie erstellen können, wird im nachfolgenden Textkasten 8 beschrieben.

Textkasten 8: Hinweise zum Erstellen einer Angsthierarchie

- Tragen Sie in die einzelnen Zeilen Ihres Arbeitsblattes von unten nach oben ein, welches für Sie die am wenigsten und die am stärksten angstbesetzten Situationen sind.
- Notieren Sie unter (1.) die Angstsituation, in der Sie am wenigsten Angst verspüren würden.
- Unter (2.) die Situation, in der Sie etwas mehr Angst hätten, usw.
- Die (10.) Situation steht für „maximales Angsterleben".

- Es müssen nicht unbedingt 10 verschiedene Situationen eingetragen werden, aber mehr als 5 sind empfehlenswert für ein schrittweises Üben.
- Gehen Sie beim Üben schrittweise nach der Angsthierarchie vor. Beginnen Sie mit einer Situation, die Ihnen wenig Angst macht, die also unten auf der Liste stehen. Schritt für Schritt nehmen Sie dann weiter obenstehende Situationen in Angriff.

Sollten Ihre Ängste verschiedene Bereiche umfassen (z.B. Angst vor Höhe und Angst vor dem Zahnarzt), ist es ratsam, dass Sie für beide Bereiche getrennt jeweils eine Angsthierarchie erstellen.

Beispiel für eine Angsthierarchie bei Fahrstuhlphobie

10. Alleine im Fahrstuhl auf einen Aussichtsturm fahren
9. Zusammen mit Fremden auf einen Aussichtsturm fahren
8. Alleine mehrere Stockwerke fahren
7. Zusammen mit Fremden mehrere Stockwerke fahren
6. In vertrauter Begleitung auf einen Aussichtsturm fahren
5. In vertrauter Begleitung mehrere Stockwerke fahren
4. Alleine ein Stockwerk fahren
3. In vertrauter Begleitung ein Stockwerk fahren
2. Vor einem Fahrstuhl zusammen mit Fremden stehen
1. Vor einem Fahrstuhl alleine stehen

4.3.2 Übungsvorschläge

In diesem Abschnitt finden Sie einige Vorschläge für Übungen zur Angstbewältigung, unterteilt nach verschiedenen Angstbereichen (siehe Textkasten 9). Sie können diese als Anregungen nutzen, um für sich selbst geeignete Übungen auszuwählen, Variationen sind dabei natürlich möglich. Jede dieser Situationen kann in weitere Teilschritte entsprechend der eigenen Angsthierarchie unterteilt werden.

Textkasten 9: Übungen zur Angstbewältigung

Menschen mit agoraphobischen oder klaustrophobischen Ängsten

- Öffentliche Verkehrsmittel benutzen (Bus, U-/S-Bahn, Straßenbahn, Fernbahn)
- Mit einem Fahrstuhl fahren
- Sich im Supermarkt oder Einkaufszentrum aufhalten
- Sich im Supermarkt an einer Kassenschlange anstellen
- Eine Fußgängerzone aufsuchen
- Ein Straßenfest, eine Sportveranstaltung oder einen Jahrmarkt besuchen
- Einen Stadtbummel machen
- Ein Café, ein Restaurant oder eine Kantine besuchen
- Sich in eine Wartesituation begeben (z. B. Friseurbesuch, Behörde, Arzttermin)
- Ein Kino, Theater oder Konzert besuchen (dabei einen Platz in der Mitte wählen)
- Einen Tagesausflug machen (sich vom Wohnort entfernen)
- Eine Schiffs- oder Bootsfahrt machen

Menschen mit sozialen Ängsten

- Jemanden nach dem Weg oder nach der Uhrzeit fragen
- Ein Café oder ein Restaurant besuchen (sich zu jemandem dazu setzen)
- Einen Behördengang erledigen
- Einen Kreativkurs besuchen
- Blickkontakt zu anderen Menschen aufnehmen
- Sich in einer Beobachtungssituation aufhalten (öffentliche Verkehrsmittel, Fahrstuhl usw.)
- Eine andere Person um etwas bitten (z. B. Geldwechsel, Beratungsgespräch)
- An einer öffentlichen Führung teilnehmen und eine Frage stellen

Menschen mit spezifischer Phobie

- Eine festgelegte, überschaubare Strecke mit Auto fahren (Autofahrphobie)
- Die Straßenseite nicht wechseln, wenn ein Hund entgegenkommt (Hundephobie)
- Ein Besuch in einer Zoohandlung (Kleintierphobie)
- Einen Aussichtsturm besteigen (Höhenphobie)

- Über eine Fußgängerbrücke gehen (Höhenphobie)
- Ein Informationsgespräch bei der Zahnärztin oder dem Zahnarzt (Zahnarztphobie)
- Mit dem Auto oder zu Fuß durch einen Tunnel (Tunnelphobie)

Menschen mit generalisierter Angststörung

- Eine einzelne Sorge gedanklich auswählen und sich diese in allen Einzelheiten vorstellen (ohne sich beim Auftreten von Angst davon abzulenken)
- Den Partner seltener anrufen (trotz Sorgen um dessen Wohlergehen)
- Spazierengehen, ohne das Handy mitzunehmen
- Keine Kontrollen wegen Alltagssorgen (z. B., ob man beim Verlassen des Hauses wirklich alles dabeihat oder beim Einkaufen etwas vergessen hat)

4.3.3 Worauf Sie bei der Planung von Übungen achten sollten

Sicher haben Sie es selbst schon einmal probiert, sich Ihren Ängsten zu stellen. Neben positiven Erfahrungen haben Sie sich dabei sehr wahrscheinlich auch gefragt, warum es Ihnen in bestimmten Situationen nicht gelingt, Ihre Ängste erfolgreich zu bewältigen. In dem folgenden Textkasten 10 finden Sie Information dazu, wie Sie durch eine gute Übungsplanung zur erfolgreichen Angstbewältigung beitragen können.

Textkasten 10: Rahmenbedingungen beim Üben

- Planen Sie die Übungen nach dem „Prinzip der kleinen Schritte".
- Legen Sie bei der Planung der Übungen einen bestimmten Tag und eine feste Uhrzeit fest. Dies ist wichtig, um sich selbst zu verpflichten und einem Vermeidungsverhalten entgegenzuwirken. Sonst besteht das Risiko, dass Übungen wegen der Erwartungsangst lange aufgeschoben oder schließlich gar nicht mehr durchgeführt werden.
- Damit Sie einschätzen können, ob und wann Sie eine Übung abgeschlossen und bewältigt haben, sollten Sie genau festlegen, was Inhalt und Ziel der Übung sein soll.

Achten Sie darauf, sich vor dem Üben ein wenig Zeit für sich selbst zu nehmen, beispielsweise noch eine Kleinigkeit zu essen und zu trinken, um sich auch körperlich wohlzufühlen und nicht „im Stress" zu starten.

Die eigentlichen Übungen sollten möglichst alleine, also ohne Begleitperson durchgeführt werden. Wenn Sie sich dies zum jetzigen Zeitpunkt noch nicht zutrauen, trennen Sie sich zwischenzeitlich immer wieder von Ihrer Begleitperson und verabreden Sie einen Treffpunkt, an dem Sie berichten können, wie es Ihnen in der Zwischenzeit beim Üben ergangen ist.

- Wenden Sie bei den Übungen die „10 goldenen Regeln zur Angstbewältigung“ an.
- Lassen Sie vermeintliche „Hilfsmittel“, wie z.B. Ihr Handy oder eine Bedarfsmedikation, möglichst zu Hause. Sonst könnte es sein, dass Sie das Gefühl haben, nur wegen dieser „Hilfsmittel“ die Übung bewältigt zu haben. Das wäre schade, weil Sie sich so den Erfolg nicht selbst zuschreiben. Außerdem könnten Sie beim nächsten Mal wieder denken, dass Sie diese „Hilfsmittel“ unbedingt brauchen, um Ihre Angst zu bewältigen.
- Auf jeden Fall sollten Sie beim Üben auf beruhigende Medikamente, wie z.B. Benzodiazepine, gänzlich verzichten. Zwischen der Übung und der Einnahme von beruhigenden Medikamenten sollte genug Zeit vergangen sein, dass sich die Substanzen im Körper abgebaut haben. Das gilt selbstverständlich auch für Alkohol und Drogen. Unproblematisch sind hingegen regelmäßig eingenommene Medikamente aus der Gruppe der Antidepressiva (bzgl. weiterer Informationen zu diesen und weiteren Medikamenten siehe Kapitel 7).

Darüber hinaus kommt es bei der Übungsplanung und -durchführung darauf an, dass Sie sich weder unter- noch überfordern, die Übungen also weder zu leicht noch zu schwer sind. Eine Übung, von der Sie glauben, sie mit 60–70 % Wahrscheinlichkeit meistern zu können, ist Erfolg versprechend. Dieser Richtwert hat sich für viele Betroffene als hilfreich bewährt. Falls Sie dazu neigen, sich schnell zu überfordern, sollten Sie sich nach einer erfolgreichen Übung pausieren. Entscheiden Sie sich nicht spontan zur Durchführung weiterer und schwierigerer Übungsschritte. Wenn Sie sich nämlich überfordern, beziehen Sie einen Misserfolg leicht auf den gesamten Übungsverlauf, obwohl Sie die ersten Übungen erfolgreich bewältigt hatten. Versuchen Sie eine realistische Einschätzung für Ihre eigene Belastbarkeit zu entwickeln.

Weitere „Überforderungsfallen“ können zu umfangreiche Übungssituationen sein. Gliedern Sie Ihre Übungen zuvor entsprechend auf. Dabei sind Zwischenschritte sinnvoll, um Angstsituationen erfolgreich zu bewältigen. Im folgenden Textkasten 11 finden Sie Beispiele, wie Sie zu komplexe Übungen untergliedern können.

Textkasten 11: Beispiel für Untergliederung von Übungen

Übung 1: Sie möchten einen Supermarkt aufsuchen

- Wählen Sie den richtigen Zeitpunkt: Beginnen Sie Ihre erste Übung, wenn es eher leer ist. Erst wenn Sie geübt sind, suchen Sie den Supermarkt zu Zeiten auf, in denen es voller ist.
- Wählen Sie den Bereich aus, in dem Sie sich aufhalten wollen: zunächst beispielsweise nur im Eingangsbereich, erst in einer späteren Übung gehen Sie umher, kaufen etwas ein und stellen sich an der Kasse an.
- Steigern Sie Schritt für Schritt den Schwierigkeitsgrad.

Übung 2: Sie wollen sich an einer U-Bahn-Station aufhalten

- Wählen Sie den Bereich, in dem Sie sich aufhalten wollen: zunächst nur im Eingangsbereich der U-Bahn-Station, erst später unterirdisch im Tunnelbereich.
- Legen Sie fest, welchen Weg Sie nehmen: Beginnen Sie z.B. mit der Benutzung der Treppe und steigern Sie Ihre Übung im nächsten Schritt, indem Sie mit der Rolltreppe oder dem Fahrstuhl fahren.

Übung 3: Sie planen in ein Kaufhaus zu gehen

- Wählen Sie den Bereich, in dem Sie sich aufhalten wollen: Starten Sie mit dem Erdgeschoss und gehen Sie in nächsten Übungsschritten auch in die anderen Stockwerken.
- Legen Sie fest, welche Aufgabe Sie im Einkaufszentrum bewältigen wollen: Gehen Sie zunächst nur umher, stellen Sie sich bei späteren Übungen an die Kasse oder verweilen Sie dort, wo sich viele Menschen aufhalten.
- Legen Sie fest, welchen Weg Sie nehmen: Beginnen Sie z.B. mit der Benutzung der Treppe und steigern Sie Ihre Übung im nächsten Schritt, in dem Sie die Rolltreppe oder den Fahrstuhl nehmen.
- Wählen Sie die Dauer Ihres Aufenthaltes: Steigern Sie die Zeit, in der Sie sich im Kaufhaus aufhalten. Mit zunehmender Übung können Sie sich eine Weile im Restaurant oder Cafébereich aufhalten.

Und last but not least: Bereits bei der Planung der Übung sollten Sie auch Ihre nachfolgende Belohnung einplanen! Diese soll Ihren Mut belohnen und Freude bereiten. Beispielsweise ein Entspannungsbad zum Wohlfühlen, Musik hören bei Kerzenschein oder ein Fußballspiel im Fernsehen anschauen. Eine Belohnung muss nicht viel Geld kosten und sollte kurz nach den Übungen realisierbar sein (am besten noch am gleichen Tag). Manche Belohnungen müssen daher geplant werden: Beispielsweise müssten Sie einen Restaurantbesuch mit dem Partner vorher mit diesem absprechen. Alkohol oder andere Suchtmittel, wie z.B. Marihuana, sollten selbstverständlich nicht als Belohnung eingesetzt werden, weil sie sich letzten Endes ungünstig auf den Verlauf einer Angsterkrankung auswirken: Entspannung und Angstreduktion sollten nicht passiv, z.B. durch Alkohol, herbeigeführt werden, denn es geht ja gerade darum, dass Sie selber Angst und Anspannung reduzieren und sich auch aktiv dafür belohnen.

4.3.4 Wiederholung und Ausdehnung der Übungen

Zu einem späteren Zeitpunkt ist es hilfreich, die Übungen erst einmal zu wiederholen. Eine Variation erreichen Sie, indem Sie eine Übung zu unterschiedlichen Tageszeiten durchführen. Regelmäßige Wiederholungen sind zum einen wichtig, damit Sie mit den Regeln der Angstbewältigung immer vertrauter werden und neue Erfahrungen sammeln können. Zum anderen erreichen Sie auf diese Weise eine Gewöhnung an die Angstsituationen, was auch „Habituation" genannt wird.

- Bei gutem Erfolg beginnen Sie dann mit der nächsten Übung, entsprechend Ihrer Angsthierarchie.
- Sollten Sie einmal keine Fortschritte machen, überlegen Sie sich Zwischenschritte.
- Reservieren Sie sich genügend Zeit, am besten für tägliche Übungen!

Nicht selten fällt es Betroffenen schwer, sich Freiräume zum regelmäßigen Wiederholen und Erweitern der Übungen zu schaffen. Gründe hierfür können unter anderem chronische Überlastungsgefühle sein. Aus zwei Gründen ist dies jedoch ausgesprochen ungünstig: Zum einen führt es zu einem erhöhten Anspannungsniveau, was wiederum das Auftreten von Angstgefühlen begünstigt, und zum anderen verhindert es eine erfolgversprechende, aktive Bewältigung der Angst. Es ist daher sehr wichtig, dass Sie sich in Ihrem Alltag entsprechende Freiräume einrichten. Schaffen Sie in Ihrem Leben eine ausgewogene Balance zwischen Leistungs- und Entspannungsphasen!

4.3.5 Regelmäßige Mahlzeiten und genügend Trinken

Aufregung vor dem Üben kann dazu führen, dass Sie aufgrund Ihrer Anspannung nicht genug essen. Entweder weil Sie das Empfinden haben „keinen Bissen herunterzubekommen“ oder weil Sie Übelkeit vermeiden möchten. Das kann sich jedoch negativ auf Ihre Übung auswirken. Es kann zu einer leichten Unterzuckerung Ihres Körpers kommen, denn Ihr Energieverbrauch ist durch das Üben und die damit verbundene Aufregung eher erhöht. Hierdurch können körperliche Symptome auftreten, die den körperlichen Angstreaktionen sehr ähnlich sind und deshalb mit ihnen verwechselt werden können. Außerdem fühlen Sie sich dann allgemein schwach und in diesem Zustand ist ein Üben weniger Erfolg versprechend. Auch ausreichendes Trinken ist wichtig. Bitte trinken Sie nicht viel Kaffee oder schwarzen bzw. grünen Tee! Diese können selbst zu Herzklopfen, Zittern und Schwitzen führen.

Im Textkasten 12 wurden die wichtigsten Aspekte, die Sie bei der Übungsplanung beachten sollten, noch einmal stichpunktartig zusammengefasst.

Textkasten 12: Planungshilfe für Übungen zur Angstbewältigung

Vor der Übung

- Die Art Ihrer Übung sollte genau feststehen.
- Legen Sie Datum und Uhrzeit für die Übung vorher fest.
- Die Übung sollte Ihnen als wahrscheinlich (60–70 %) bewältigbar erscheinen.
- Planen Sie nach dem „Prinzip der kleinen Schritte“.
- Verzichten Sie auf Hilfsmittel.
- Entscheiden Sie sich für Ihre Belohnung.

Während der Übung

- Wenden Sie bei der Übung die „10 goldenen Regeln“ an.
- Erweitern Sie die Übung nicht spontan um zusätzliche schwierigere Schritte.

Nach der Übung

- Belohnen Sie sich für das Durchführen der Übung.
- Wiederholen Sie die Übung später regelmäßig, bis Sie sich sicher fühlen.
- Planen Sie dann die nächste Übung mit ansteigender Schwierigkeit.

Grundsätzliches
- Üben Sie regelmäßig, möglichst täglich.
- Wiederholen Sie Übungen mehrfach.
- Achten Sie auf die Einhaltung regelmäßiger Mahlzeiten und ausreichende Flüssigkeitszufuhr.

4.3.6 Skala zur Einschätzung der Angstintensität

Die in **Abbildung 4-2** dargestellte Skala soll Ihnen als Unterstützung dienen, Ihr eigenes Angsterleben im Verlauf der Übungen immer besser einschätzen zu lernen.

- Ein Angstwert von 0 bis 1 bedeutet, dass Sie in einer Situation keinerlei Ängste verspüren und sich (fast) völlig entspannt fühlen.
- Ein Angstwert von 2 bis 3 bedeutet, dass Sie geringe Angst erleben, also eine leichte Anspannung und/oder leichte Körpersymptome verspüren.
- Ein Angstwert von 4 bis 6 heißt, dass Sie deutliche Angst erleben. Körperliche Symptome und Anspannung sind stärker ausgeprägt als bei der geringen Angst.
- Starke Angst, also ein Wert von 7 bis 8 bedeutet, dass Sie sich aufgrund Ihrer Angstsymptome bereits als stark belastet erleben.
- Panik und damit ein Angstwert von 9 bis 10 bedeutet, dass Sie eine nahezu maximale oder maximale Angstreaktion erleben.

Um den Verlauf Ihrer Angst im Rahmen von mehreren Übungen beurteilen zu können, raten wir Ihnen dazu, ein Übungsprotokoll zu führen (Arbeitsblatt 3). Dort können Sie zusätzlich notieren, welche Körpersymptome aufgetreten sind, welche Gedanken und Gefühle während der Übung eine Rolle gespielt haben und wie Sie sich in der Übung konkret verhalten haben.

Skala zur Einschätzung des Angsterlebens im Übungsverlauf											
Angstwert	0	1	2	3	4	5	6	7	8	9	10
Bedeutung	gar keine Angst		geringe Angst		deutliche Angst			starke Angst		maximale Angst	

Abbildung 4-2: Die Angstskala

4.3.7 Bewältigung schwieriger Situationen beim Üben und Umgang mit Rückschlägen

Nach Möglichkeit sollten Sie eine Übung nicht mit einem Misserfolgserlebnis beenden. Denn dann könnte sich Ihre Erwartungsangst vor weiteren Übungen erhöhen und Ihre Bereitschaft, sich weiteren Übungen zu stellen, sinken. Einige Tipps zum Umgang mit Rückschlägen finden Sie im Arbeitsblatt 4. Wenn Sie eine Übung vorzeitig abbrechen, überlegen Sie sich, was Ihr Flucht- oder Vermeidungsverhalten ausgelöst haben könnte, z. B.: Überforderung, Zeitdruck, ausgeprägte Erwartungsangst oder Ähnliches. Versuchen Sie, diese Belastungsfaktoren zu verringern und Katastrophengedanken zu stoppen. Wenn Sie wieder zur Ruhe gekommen sind, sollten Sie die Übung noch einmal wiederholen, vielleicht in abgestufter Form, sodass sich die Erfolgschancen erhöhen (siehe Kapitel 4.3.3).

Das Üben von Angstsituationen senkt in der Regel die Angst nicht gleichmäßig ab. Auch wenn Angstsituationen erfolgreich bewältigt wurden, kann es ein anderes Mal erneut zum Auftreten von Angst- und Panikgefühlen kommen. Das, was Sie gestern erfolgreich bewältigt haben, kann Ihnen heute aufgrund von Stimmungsschwankungen oder anderen Veränderungen der Befindlichkeit unmöglich erscheinen. Diese Aspekte werden von vielen Betroffenen außer Acht gelassen. Stattdessen haben sie eine sehr hohe Erwartung an das Gelingen der Übungen und reagieren enttäuscht auf negative Erfahrungen. Um dieser Erwartungshaltung vorzubeugen, sollten Sie sich klar machen, dass beim Üben „Misserfolge" passieren und erlaubt sind. Denn ein Misserfolg beinhaltet auch die Chance, etwas daraus zu lernen. Ein kleiner Übungsschritt an einem schlechten Tag kann unter Umständen mehr Veränderung bewirken als ein großer Übungserfolg an einem besonders guten Tag. Eine erfolgreiche Übung an einem Tag mit schlechter Stimmung kann der beste Stimmungsaufheller sein. Es kommt also vor allem darauf an, dass Sie sich Ihren Angstsituationen stellen und nicht darauf, dass die Übung besonders gut gelingt. Halten Sie sich deshalb immer vor Augen, was Sie schon alles ausprobiert und geschafft haben. Stellen Sie sich darauf ein, dass Sie beim Üben gute und schlechte Tage erleben werden. Lassen Sie sich durch Rückschläge nicht entmutigen, sie gehören dazu, und sie treten bei jedem Lernprozess auf. Am besten stellen Sie sich darauf ein, statt dann ganz überrascht davon zu sein. Dann sind Sie einem dauerhaften Erfolg wieder einen Schritt näher.

Entscheidend beim Umgang mit Rückschlägen und erneut auftretenden Angstgefühlen ist, dass Sie wenn möglich in der Situation bleiben, in der die Angst beginnt und sich Zeit nehmen (statt „panisch“ zu flüchten). So werden Sie erleben, dass die Angst auch ohne das Verlassen der Situation wieder abnimmt. Wenn Sie die Situation schon verlassen haben, suchen Sie sie baldmöglichst wieder auf! Je länger Sie damit warten, desto mehr Erwartungsangst baut sich wieder auf. An dieser Stelle sei noch einmal auf das regelmäßige Führen eines Übungsprotokolls (Arbeitsblatt 3) verwiesen. Nach einiger Zeit des Übens entsteht so ein eigenes Angsttagebuch. Zu einem späteren Zeitpunkt, falls Ängste wiederkehren sollten, kann es Ihnen Informationen liefern, welches Verhalten sich bei Ihnen in der Vergangenheit bewährt hat. Es kann Ihnen Mut machen, sich in einer Krise wieder auf das regelmäßige Üben zu besinnen und dadurch Ihre Ängste erneut zu bewältigen.

Anmerkung: Übungen in real gefährlichen Situationen

Sie sollten keine Übungen auswählen, die eine tatsächliche Gefahr in sich bergen. Ein Beispiel hierfür ist eine Bergwanderung direkt an einer Schlucht. Hier sind Schwindel und auch leichte Höhenängste normal und sollen sinnvollerweise eine verstärkte Vorsicht bewirken. Daher sollten Sie bei einer Höhenphobie in Situationen üben, die ähnlich, aber weniger gefährlich sind. Das kann in diesem Fall z.B. das obere Stockwerk eines Hochhauses oder ein Aussichtsturm sein.
Bei einer Autofahrphobie ist das Beachten der Angsthierarchie besonders wichtig. Übungen sollten sehr kleinstufig geplant werden. Es besteht auch die Möglichkeit, einen Fahrlehrer hinzuzuziehen.
An dieser Stelle soll noch einmal erwähnt werden, dass ein gewisses Ausmaß an Angst durchaus als Schutzfunktion angebracht ist (siehe Abbildung 1-1). Es kann daher nicht das Ziel sein, jede Angst wegzuüben.

Es kann vorkommen, dass Ihre Ängste nicht abklingen, obwohl Sie die in diesem Ratgeber besprochenen Strategien zur Angstbewältigung beachten. Klären Sie in diesem Fall zuerst, ob Sie die Strategien zur Angstbewältigung wirklich korrekt eingesetzt haben. Häufig scheuen Betroffene nämlich vor dem Panikerleben zurück, obwohl sie wissen, dass die Symptome ungefährlich sind. Es ist jedoch notwendig, die Angst wirklich zuzulassen, um sie dauerhaft zu bewältigen. Der Versuch, Kontrolle auf die Angst und ihre körperlichen Reaktionen auszuüben, führt in aller Regel zu einem erhöhten Anspannungsniveau. Das Gefühl der Angst bleibt dann vorhanden. Erst die Erfahrung, dass auch maximale Angst erlebt und bewältigt werden kann, ermöglicht eine dauerhafte Verminderung der Angst. Für manche von einer Angststörung betroffene Menschen ist es notwendig, maximale Angst mit direkter therapeutischer Begleitung zu durchleben. Das heißt, der Verhaltenstherapeut begleitet den Patienten zunächst in schwierige Angstsituationen und fördert das Angsterleben und dessen Bewältigung. Der Patient macht so die Erfahrung, Angst aushalten und mit ihr umgehen zu können.

Ein möglicher Grund für das Ausbleiben von Erfolgen beim Üben kann auch das Vorliegen weiterer Problembereiche sein, worauf im Kapitel 4.4 eingegangen wird.

4.3.8 Umgang mit Panikattacken „aus heiterem Himmel“

Im Unterschied zu Angst- und Panikerleben in bestimmten Situationen, leiden einige Betroffene hauptsächlich unter scheinbar ohne Grund auftretenden Panikattacken. Diese können besonders viel Angst auslösen, da der Betroffene keine Erklärung dafür hat. Er kann keinen Grund für die Körpersymptome finden und fürchtet, „die Kontrolle zu verlieren“. Oft werden dann in der Folge körperliche Anstrengungen vermieden (z. B. Sport), da durch die dabei auftretenden körperlichen Reaktionen (z. B. Herzklopfen) Ängste ausgelöst werden können (z. B. vor einem Herzinfarkt).

Auch beim Erleben von solchen Panikgefühlen sind die „10 goldenen Regeln zur Angstbewältigung“ hilfreich. Wesentlich im Umgang mit der Angst ist, sich ihr zu stellen, bis sie vorüber ist. Wichtig ist dabei insbesondere:

- Konzentrieren Sie sich nicht nur auf Ihre Körperreaktionen, (Panik-) Gefühle und Gedanken, sondern auch auf Ihre Umwelt. Nehmen Sie Ihre Umgebung mit allen Sinnen wahr. Beschreiben Sie sich, was Sie sehen, hören, schmecken und riechen.
- Versuchen Sie nicht, gegen die Panikgefühle anzukämpfen oder sie zu unterdrücken. Akzeptieren Sie Ihre Angst. Wenn Sie sie zulassen, wird die Angst schneller wieder abnehmen, als wenn Sie mit aller Macht versuchen, dagegen anzukämpfen.

- Konzentrieren Sie sich auf die Gegenwart, nicht auf die Zukunft. Bleiben Sie im Hier und Jetzt, statt sich gedanklich auszumalen, was mit Ihnen schlimmstenfalls alles passieren könnte. Fragen Sie sich „objektiv", was gerade mit Ihnen los ist (z. B. *„ich habe eine Panikattacke, mein Herz klopft, mir ist schwindelig, ich schwitze. Das kenne ich schon, das sind Zeichen von Angst*") aber auch was sonst noch zur gesamten Realität gehört (z. B. *„ich sitze auf dem Sofa, das fühlt sich weich an; im Fernseher läuft eine Nachrichtensendung, ich höre, was der Sprecher sagt; ich höre es in der Küche klappern, das ist vom Geschirr, das meine Tochter aus der Spülmaschine räumt*").
- Schonen Sie sich nicht aus „Angst vor der Panik". Körperliche Aktivitäten sind wichtig, um wieder mehr Vertrauen in den eigenen Körper und dessen Funktionen zu bekommen. Wenn dabei anfangs Ängste auftreten, ist das eine gute Möglichkeit zu üben, diese zu bewältigen. Je öfter Sie diese Möglichkeit herstellen, desto sicher werden Sie, dass Sie die Angst und Panik bewältigen können und umso weniger werden Sie Angst vor der nächsten Attacke verspüren. Das wiederum bewirkt, dass Sie mit der Zeit allgemein weniger angespannt sind und es dadurch auch seltener zu Angstzuständen kommt.

Dass das Sammeln von eigenen Erfahrungen im Umgang mit Panikattacken und wie Sie persönlich am besten mit Ihren Ängsten umgehen sehr wichtig sein kann, soll das folgende Beispiel zeigen.

Beispiel für den Umgang mit akuter Panik: Die Berghütte

Viele Betroffene haben meistens einige wenige „goldene Regeln", die für sie bei der Angstbewältigung am wichtigsten sind. Beispielsweise berichtete uns eine ehemalige Patientin, dass sie ganz alleine in einer einsam gelegenen Hütte in den Bergen nachts plötzlich eine Panikattacke erlebt habe. Weit und breit sei niemand gewesen, der ihr habe helfen können, erst recht kein Arzt. Sie habe sich in ihren Gedanken ausgemalt, was alles Schlimmes passieren könne, dass sie bestimmt gleich sterben müsse. Erst als es ihr gelungen sei, daran zu denken, dass sie solche Attacken schon öfter hatte und noch nie etwas Gefährliches passiert war, erinnerte sie sich auch an Bewältigungsstrategien: Sie bemühte sich „objektiv" wahrzunehmen und zu beschreiben, was gerade geschah (und nicht was noch alles passieren könnte!). Sie lenkte ihre Aufmerksamkeit mehr nach außen, also auf ihre Umgebung. Ihre Panik habe dann langsam nachgelassen und sie konnte sogar wieder einschlafen. Dieses war eine Art „Schlüsselerlebnis" für sie. Sie merkte, dass sie, obwohl sie ganz allein war, stärker war als die Angst. Dadurch traute sie sich zu, auch zukünftig Panikattacken alleine zu bewältigen.

4.4 Andere Problembereiche

Im Kapitel zur Angstentstehung wird erwähnt, dass Ängste häufig in dauerhaften Belastungssituationen auftreten. Diese können unterschiedliche Gründe haben. Sie sind manchmal schwierig zu verändern und erfordern eine Psychotherapie. Die aufgetretene Angsterkrankung stellt gelegentlich eine scheinbare „Problemlösung" dar, obgleich sie ihrerseits zu erheblichem Leiden führt. Auf den ersten Blick ist es schwer zu verstehen, auf welche Weise Angsterkrankungen auch „positive" Funktionen im Leben eines Menschen erfüllen können. Im Textkasten 13 werden daher einige konkrete Beispiele für mögliche „Funktionen der Angst" dargestellt. Wichtig ist dabei zu wissen, dass solche Funktionen der Angst nicht immer bestehen und dass sie vom Betroffenen nicht gewollt sind, also quasi „unbewusst" eine Rolle spielen.

Textkasten 13: Beispiele für „Funktionen der Angst"

Partnerschaftliches Problem

- Wegen der Angstsymptomatik ist der angstfreie Partner bereit, Unterstützung in verschiedenen Bereichen zu geben, wie Einkäufe am Wochenende zu erledigen, etwas mit den Kindern zu unternehmen oder als Paar alles gemeinsam zu machen.
- Ängste können von einem schwelenden Konflikt ablenken, da sie in aller Regel sehr viel Raum einnehmen. Insbesondere für Menschen, die Probleme haben sich durchzusetzen, kann die Angst daher eine gewisse Schutzfunktion übernehmen.
- Mitunter „blockiert" die Angststörung sogar eine Trennung der Partnerschaft („Ich kann meinen Partner doch nicht alleine lassen, wenn es ihm wegen der Ängste so schlecht geht").

Wäre die Angstsymptomatik weg, fielen womöglich auch diese Funktionen fort. Der angstfreie Partner würde die Freizeit vielleicht wieder mehr mit

Freunden statt mit der Familie verbringen, die bisher in den Hintergrund gedrängten Konflikte nähmen zu, bis hin zum drohenden Zerbrechen der Partnerschaft.

Berufliches Problem

- Ein langjähriger Mitarbeiter einer Firma muss nach einem Wechsel in der Unternehmensführung gravierende Veränderungen an seinem Arbeitsplatz hinnehmen, die für ihn so belastend werden, dass schon das morgendliche Aufwachen mit negativen Gedanken begleitet ist. Ein Firmenwechsel erscheint chancenlos. Die sich aus dieser Belastungssituation heraus entwickelnden Ängste werden irgendwann so stark, dass eine Arbeitsunfähigkeit eintritt. Die Ängste „schützen" ihn in dem Fall, sich der Belastungssituation aussetzen zu müssen.
- In einem anderen Fall bewirken die Ängste bei einer Person, die schlecht „nein sagen" kann, sich vor beruflichen Überlastungen zu schützen. Statt sich abzugrenzen, werden immer mehr Aufgaben übernommen, bis erstmals Angstattacken auftreten. Diese „helfen" dem Betroffenen nun quasi dabei, weniger Arbeiten zu übernehmen („Das wird mir zu viel, das schaffe ich mit meinen Ängsten nicht, das muss jemand anderes machen oder es muss liegen bleiben").

Zusätzliche andere psychische Erkrankungen wie Depressionen oder eine posttraumatische Belastungsstörung

Manchmal „versteckt" sich hinter den Ängsten eine Depression oder eine psychische Erkrankung als Folge eines Traumas. Das ist insbesondere der Fall, wenn emotional äußerst belastende Lebenseinschnitte der Angststörung vorausgehen, wie schwere Erkrankungen oder Verlustsituationen (Trennungen, Todesfälle). Wenn solche Belastungen nicht verarbeitet werden, wirken sie weiter. Die Angstsymptomatik „hilft" dann dabei, sich von seinen eigenen schmerzlichen Gefühlen „abzulenken", weil die Ängste die überwiegende Aufmerksamkeit erfordern. In solchen Fällen sollte ein individuelles Vorgehen mit einer Psychotherapeutin oder einem Psychotherapeuten abgesprochen werden.

Geringes Selbstvertrauen

Es wird aufgrund von wenig Selbstvertrauen zum Beispiel intensiv versucht, Fehler zu vermeiden und somit keine negativen Konsequenzen erfahren zu müssen. Ein anderer Grund kann die Sorge ein, man würde andernfalls weniger gemocht. Die auf der Basis dieser dauerhaften Belastungen entstehenden Angstattacken können dann zu einer Schonung (z.B. weniger Aktivitäten) führen, wodurch die Belastungen vermindert werden. Bei einer Besserung der Ängste würde dann aber eine erneute Zunahme der Belastung drohen.

Wenn Sie feststellen, dass Sie sich in einer chronischen Belastungssituation befinden, die möglicherweise verhindert, dass die Ängste aktiv bewältigt werden können, können Sie versuchen, zuerst die Belastungssituation zu verändern. Falls diese so ausgeprägt ist, dass sie von Ihnen alleine nicht bewältigt werden kann oder Ihnen unlösbar erscheint, sollten Sie erwägen, einen Psychotherapeuten aufzusuchen. Die Psychotherapie wird neben der Angstbewältigung dann auch die Bewältigung dieser Probleme zum Ziel haben.

4.5 Ziele erreichen

Was können Sie selbst tun, um Ihre Ziele zu erreichen? Das Beachten der nachfolgenden Punkte kann Sie dabei unterstützen:

- **Setzen Sie sich realistische Ziele**
  An dieser Stelle sei noch einmal erwähnt, dass es beim Üben nicht darauf ankommt, keine Ängste mehr zu erleben, sondern zu lernen, Ängste zu bewältigen und zu reduzieren. Achten Sie darauf, sich nicht zu überfordern, setzen Sie sich nicht unter zu hohen Leistungs- oder Erwartungsdruck.

- **Üben Sie regelmäßig**
  Regelmäßiges Üben ist schon deshalb wichtig, weil Vermeidung einen zentralen Faktor für die Aufrechterhaltung von Angststörungen darstellt. Regelmäßiges Üben führt zu neuen Gewohnheiten und hilft Ihnen, wieder Vertrauen in sich selbst zu entwickeln und Erwartungsangst zu vermindern. Vor diesem Hintergrund empfehlen wir Ihnen täglich mindestens eine Stunde zum Üben einzuplanen, bis Sie merken, dass Sie von den Übungen deutlich profitieren. Danach können Sie die Übungshäufigkeit schrittweise reduzieren.

- **Üben Sie unabhängig von Ihrer eigenen Befindlichkeit**
  Üben Sie nicht nur an Tagen, an denen Sie sich von vornherein gut fühlen, sondern auch an schlechten Tagen. Führen Sie Ihre Übungen an diesen Tagen wie geplant durch, unabhängig von Ihrer Befindlichkeit. Durch dieses Vorgehen können Sie lernen, sich Ihren Ängsten zu stellen, auch wenn es Ihnen einmal nicht gut geht. Halten Sie

sich vor Augen, dass Stimmungsschwankungen ganz normal sind. Lassen Sie sich nicht entmutigen und verlieren Sie Ihre Ziele nicht aus den Augen.

- **Stärken Sie Ihre Motivation**
  Wählen Sie Ziele aus, die Sie wirklich gerne erreichen möchten. Suchen Sie nicht nur solche Ziele, die für Sie mit Verpflichtungen einhergehen und Sie nur deshalb zum Durchhalten animieren. Vergegenwärtigen Sie sich in Ihrer Fantasie, wie zufrieden Sie sein werden, wenn Sie Ihre Ziele erreicht haben.
  Erweitern Sie Ihren eigenen Aktionsradius, vermindern Sie Isolation und besinnen Sie sich auf positive Aktivitäten, die Ihnen früher Spaß bereitet haben oder für die Sie bisher zu wenig Zeit hatten. Beispiele für positive Aktivitäten finden Sie in Textkasten 14. Auch wenn Ihnen das Aufsuchen neuer Aktivitäten vermutlich erst einmal Mut und Kraft abverlangen wird, sollten Sie daran denken, dass sich Ihr Selbstvertrauen und Ihre Lebenszufriedenheit dadurch Schritt für Schritt erhö-

Textkasten 14: Beispiele für positive Aktivitäten

- Besuchen Sie einen Kurs, z.B. ein Koch-, Kreativ- oder Sprachkurs
- Planen Sie Ausflüge
- Machen Sie einen Tanzkurs
- Knüpfen Sie neue Kontakte
- Nehmen Sie eine sportliche Aktivität auf
- Lernen Sie Yoga oder Tai Chi
- Schließen Sie sich einer Theatergruppe oder einem Chor an
- Gehen Sie zusammen mit anderen wandern oder Rad fahren
- Besuchen Sie Ausstellungen oder andere kulturelle Veranstaltungen
- Lassen Sie alte Kontakte zu Freunden oder Bekannten wieder aufleben
- Treten Sie in einen Verein ein, dessen Arbeit Sie interessiert
- Suchen Sie sich ein Ehrenamt, engagieren Sie sich für andere
- Planen Sie einen Kurztrip am Wochenende
- Lernen Sie Achtsamkeitsmeditation oder ein Entspannungsverfahren
- Nutzen Sie Wellness-Angebote

Diese Liste lässt sich, je nach Ihren eigenen Interessen, beliebig erweitern.

hen werden. Ein mittel- oder langfristiges Ziel könnte auch sein, dass Sie eine Aktivität unternehmen, von der Sie schon lange träumen. Sie können vielleicht jetzt schon damit beginnen, sich zu überlegen, wie eine schöne Reise konkret aussehen könnte und sich in einem Reisebüro oder per Internet darüber informieren. Dies motiviert Sie vielleicht noch mehr dazu, im Alltag systematische Übungen durchzuführen, um die Reise später einmal verwirklichen zu können.

Um den Mut zu fassen, diese Aktivitäten in Angriff zu nehmen, versuchen Sie, hilfreiche Gedanken zu formulieren und Katastrophengedanken zu vermeiden. Das Selbstbeobachtungsprotokoll (Arbeitsblatt 5) kann nützlich sein, um Katastrophengedanken zu identifizieren. Sagen Sie sich beispielsweise statt „*das schaffe ich niemals*“ lieber „*das schaffe ich nicht sofort, aber ich werde mich meiner Angst in kleinen Schritten stellen*“, „*wie es läuft, weiß ich erst, wenn ich es probiert habe*“ oder „*ich freue mich, dass ich meinem Ziel in den letzten Wochen schon ein Stück nähergekommen bin, ich gehe den begonnenen Weg am besten so weiter*“.

- **Erstellen Sie eine Zielliste**
  Viele Betroffene formulieren als Übungsziel „*Ich möchte ohne Angst sein und das Leben wieder genießen können*“. Das Erreichen dieses allgemein gehaltenen Zieles lässt sich jedoch nur schwer überprüfen. Deshalb kann es neben der bereits beschriebenen Angsthierarchie (siehe Kapitel 4.3.1) hilfreich sein, eine möglichst konkrete Zielliste (Arbeitsblatt 6) schriftlich festzuhalten. Je konkreter Sie Ihre Ziele formulieren desto besser, denn allgemein formulierte Ziele lassen sich häufig schwerer umsetzen und schlecht in Bezug auf das Erreichen überprüfen.
  Konkrete Ziele verdeutlichen hingegen genau, was Sie durch das Üben verändern und erreichen möchten. Außerdem helfen sie Ihnen, das Erreichen der Ziele zu überprüfen.
  Machen Sie eine Aufstellung derjenigen Aktivitäten, die Sie gerne wieder in Angriff nehmen würden, wenn die Angst nicht mehr über Ihr Leben bestimmt. Vergessen Sie dabei auch nicht größere, schwierigere Ziele, die Sie möglicherweise seit vielen Jahren vermieden haben, als mittel- oder langfristige Ziele mit auf Ihre Liste zu schreiben. Das Erstellen einer Angsthierarchie hilft Ihnen dabei, Ihre Ziele in eine nach Schwierigkeit gestufte Reihenfolge zu bringen, nach der Sie üben können.

Wir möchten Ihnen am Ende dieses Kapitels noch mit auf den Weg geben, dass es beim Üben Zeiten geben mag, in denen Sie das Gefühl haben, nicht ausreichende Fortschritte zu machen oder Rückschläge zu erleben. Lassen Sie sich dadurch nicht entmutigen! Das gehört zum „Üben“ dazu. Wenn Sie sich trotz zwischenzeitlichen Misserfolgen weiterhin Ihren Ängsten aktiv stellen, haben Sie sehr gute Chancen, dass Sie entscheidende Erfolge erreichen und immer öfter die Erfahrung machen, dass Sie stärker als die Angst sind – und nicht umgekehrt (**Abbildung 4-3**).

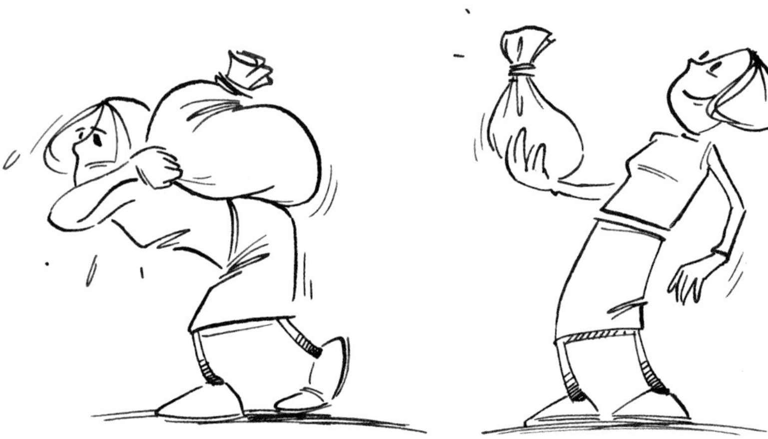

Abbildung 4-3: Leben mit der Angst

5 Häufig gestellte Fragen von Betroffenen

5.1 Kann ich nicht doch ohnmächtig werden, während ich eine Angstattacke habe?

Einige Betroffene befürchten, dass ihre Symptome letztlich zur Ohnmacht führen, oder sie berichten, dass sie auch schon einmal ohnmächtig wurden.

Selbstverständlich kann jeder von Ihnen, so wie die Autoren auch, trotz eines gesunden Körpers einmal ohnmächtig werden. Dies könnte beispielsweise passieren, wenn man zu niedrigem Blutdruck neigt und nach längerem Sitzen/Liegen zu schnell aufsteht. Oder wenn es heiß und stickig ist, und man lange stehen muss. Es kommt dabei zu einem Blutdruckabfall und – wenn man trotzdem stehen bleibt – kann dies tatsächlich zu einer kurzen Ohnmacht führen. Nach dem „Umkippen" normalisiert sich der Blutdruck im Liegen wieder, das Umkippen bewahrt einen also davor, längere Zeit einen Blutdruckabfall zu erleiden.

Ganz anders sieht die Situation aber während einer Angstattacke aus: Stresshormone werden ausgeschüttet, das Herz klopft oder rast, der Blutdruck steigt. Diese Reaktionen führen nicht zu einer Ohnmacht, sie stellen sogar einen Schutz vor Blutdruckabfall und Ohnmacht dar. Es gibt davon nur eine seltene Ausnahme, die sogenannte „Blut-, Verletzungs- und Spritzenphobie". Hier kommt es zum Beispiel bei einer Injektion beim Zahnarzt oder beim Blutspenden erst zu einem Blutdruckanstieg und dann zu einer Überreaktion des Parasympathikus mit einem starken Blutdruckabfall und einer möglichen Ohnmacht (siehe Tabelle 1-1). Im Unterschied hierzu kommt es aber bei allen anderen Angststörungen zu einer Überreaktion des Sympathikus, sodass Angstattacken nicht dazu führen, dass Sie ohnmächtig werden.

5.2 Hält mein Herz Angstattacken mit Herzrasen und Blutdruckanstieg überhaupt aus?

Menschen mit Panikattacken berichten oft über Befürchtungen, ihr Herz könne während einer solchen Attacke versagen oder ein Herzinfarkt könne auftreten.

Wenn Sie ärztlich untersucht worden sind und keine Gefäß- oder Herzerkrankung haben, ist dies eine unrealistische Befürchtung. Zeitlich begrenzte Blutdruck- und Herzfrequenzsteigerungen schaden nicht, das haben Sie schon vielfach in Ihrem Leben erfahren. Denken Sie nur daran, was Ihr Herz bei sportlicher Aktivität leistet und wie gesund Sport ist!

Hingegen ist ein dauerhaft erhöhter Blutdruck, z. B. bei Dauerstress, langfristig ungesund. Mit Hilfe von regelmäßigem Entspannungstraining können Sie etwas dagegen tun. Bei andauernd erhöhtem Blutdruck können auch blutdrucksenkende Medikamente notwendig werden.

Dies gilt aber nicht für hohe Blutdruckwerte während der Angstattacken, diese sind nicht gefährlich oder schädlich. Sie haben nur die Funktion, sie körperlich „in Alarmbereitschaft“ zu versetzen, damit Sie schneller reagieren können (siehe Kapitel 1.4 „Warum entwickeln Menschen Angst?“).

5.3 Warum bekomme ich körperliche Symptome und Ängste in stressfreien Zeiten?

Nicht selten berichten Betroffene, dass sie über längere Zeit im Stress waren und in dieser Zeit keine Symptome auftraten. Erst einige Zeit danach, z. B. im Urlaub, bemerkten sie Körpersymptome und hatten Angst z. B. vor einem Herzinfarkt. Manche erleben dies auch innerhalb eines Tages: Tagsüber, bei z. B. beruflichem Stress, geht es ihnen gut – erst abends, wenn sie z. B. entspannt auf der Couch liegen, kommen die Panikattacken.

Während des Tages hatten Sie eine verstärkte Ausschüttung von Stresshormonen und einen schnelleren Herzschlag, waren aber durch Ihre Aufgaben abgelenkt und haben nicht auf Ihren Körper geachtet. Erst abends, wenn Sie zur Ruhe kommen und nicht mehr abgelenkt sind, merken Sie, wie Ihr Herz noch klopft. Der Organismus braucht länger, um sich auf die Ruhesituation umzustellen (siehe Kapitel 1.5 „Wie verläuft eine Stressreaktion?“).

Genauso können auch im Urlaub noch körperliche Stresssymptome bestehen, obwohl Sie psychisch schon zur Ruhe gekommen sind. Umso mehr können solche Körpersymptome Angst auslösen, da Sie sich diese nicht erklären können („*Wieso gerade jetzt, wo der Stress doch vorher viel schlimmer war?*“).

Wenn Sie sich diese Zusammenhänge vor Augen führen, können Sie besser mit der Angstattacke umgehen. Sie haben dann eine Erklärung und können etwas dagegen tun (siehe Kapitel 4.2 „Anleitung zur Selbsthilfe“).

5.4 Wenn ich ein Antidepressivum absetze, kommt dann die Angst wieder?

Man weiß aus wissenschaftlichen Untersuchungen, dass Ängste nach dem Absetzen einer alleinigen medikamentösen Behandlung leider meistens wieder auftreten. Anders bei der kognitiven Verhaltenstherapie: Nach Ende einer erfolgreichen Therapie nehmen die Ängste in den meisten Fällen nicht wieder zu. Kurzzeitig ist dies zwar möglich, wobei Sie dann aber in der Therapie gelernt haben, mit den Ängsten umzugehen und diese selbstständig zu bewältigen.

Wenn Sie also von einer kognitiven Verhaltenstherapie profitieren und sich zutrauen, Ängste aktiv zu meistern, können Sie das Antidepressivum wahrscheinlich schrittweise absetzen. Es spielen bei dieser Entscheidung aber noch individuelle Faktoren eine Rolle, z. B., ob andere belastende Probleme in Ihrem Leben vorhanden sind oder eine depressive Stimmung besteht. Daher sollte die Entscheidung, wann Sie das Medikament absetzen, mit Ihrer Ärztin oder Ihrem Arzt abgesprochen werden. Wenn eine Behandlung mit einem Antidepressivum nach längerer Einnahme beendet werden soll, sollte das Medikament nicht plötzlich abgesetzt, sondern die Dosis schrittweise verringert werden. Dadurch kann meistens vermieden werden, dass unangenehme Absetzerscheinungen auftreten (wie beispielsweise Unruhe oder Schlafstörungen).

5.5 Darf ich aktiv Sport treiben?

Unbedingt, möglichst regelmäßig! Leider glauben viele, dass eine körperliche Schonung bei Ängsten und Panikattacken sinnvoll sei. Das Gegenteil ist der Fall: Durch Sport und regelmäßige Bewegung können Sie erfahren, dass Herzrasen, schnelles Atmen und Schwitzen ganz normale und sinnvolle Reaktionen sind und nicht nur Hinweise auf eine Panikattacke. Das zu erleben, mag anfangs vielleicht Angst machen, letztendlich bekommen Sie aber wieder mehr Zutrauen zu Ihrem Körper und dessen Reaktionen. Sie sollten nicht unbedingt leistungsorientiert trainieren, sondern angepasst an Ihre persönliche Fitness und Motivation. Dann kann Sport sehr hilfreich sein, um Ihre Ängste zu vermindern. Ein sehr wertvoller Zusatzeffekt gerade des regelmäßigen Ausdauersports ist auch der Abbau von Anspannung, die im Alltag aufgebaut wird, und von depressiver Stimmung. Sie profitieren durch regelmäßigen Sport also in mehrfacher Hinsicht!

5.6 Ich empfinde eigentlich weniger Angst, sondern vor allem Schwindel – bin ich körperlich krank?

Körperliche Ursachen für Schwindelattacken sind möglich und sollten ärztlich abgeklärt werden. Schwindel hat aber häufig auch psychische Ursachen. Viele Betroffene glauben, dass der Schwindel zuerst da ist und ihnen dann Angst macht. Tatsächlich ist es oft umgekehrt: Anstelle von Angst wird Schwindel empfunden, das Symptom „Schwindel" entspricht quasi dem Symptom „Angst". Z. B. kann eine „Panikattacke" wie eine „Schwindelattacke" empfunden werden. Schwindel kann in solchen Fällen also genauso wie Angst behandelt werden. In den Übungen (siehe Kapitel 4.2 „Wie wirkt sich regelmäßiges Üben auf die Angstintensität aus?") wird dann zusätzlich zur Angst oder anstelle von Angst Schwindel auftreten. Bei der Bewältigung dieser Symptome helfen Ihnen die „10 goldenen Regeln zur Angstbewältigung" (Arbeitsblatt 1), Sie können das Wort „Angst" in diesen Regeln für sich durch „Schwindel" ersetzen. Zum Beispiel lautet Regel Nummer 5 dann: „Ich warte ab und gebe dem Schwindel Zeit vorüberzugehen. Ich bekämpfe den Schwindel nicht! Ich laufe nicht davon! Ich akzeptiere den Schwindel!".

5.7 Ich mache mir seit Monaten wegen des Klimawandels, der Coronasituation und den Kriegen auf der Welt Sorgen. Ist das ein Zeichen einer Angststörung?

Nein, sehr viele Menschen schauen deswegen sorgenvoll in die Zukunft und es handelt sich um nachvollziehbare Ängste vor echten Bedrohungen. Sie wird auch als Krisenangst bezeichnet. Zugleich ist es wichtig, dass diese Krisenangst nicht überhandnimmt. Wird diese zu stark und kommen zum Beispiel Depressivität, Schlafstörungen oder ein sozialer Rückzug hinzu, kann sich aus der ursprünglich „normalen" Angst mit der Zeit eine Angststörung entwickeln. Es lohnt sich daher, aktiv vorzubeugen: Wer bei sich den Eindruck hat, dass er oder sie sich zu viel mit diesen belastenden Themen beschäftigt, sollte auf genügend Ausgleich achten. Das können zum Beispiel die Beschäftigung mit anderen Themen und das Zeitverbringen mit der Familie und Freundinnen oder Freunden sein. Regelmäßige Achtsamkeitsübungen und Entspannungsmethoden können ebenfalls hilfreich sein.

5.8 Wie sollen sich meine Angehörigen verhalten?

Generell gilt, dass Angehörige dem von einer Angststörung Betroffenen nicht zu viel abnehmen sollen, um nicht zu seinem Vermeidungsverhalten beizutragen.

So ist es ungünstig, wenn Ihre Angehörigen Sie in Situationen, vor denen Sie Angst haben, immer begleiten. Dann hätten Sie nicht die Chance zu erfahren, dass Sie diese Situationen auch alleine bewältigen können.

Nun wissen wir aber, dass sich Angehörige verständlicherweise oft große Sorgen machen und den ohnehin leidenden Betroffenen durch solche Hilfen unterstützen wollen. Am besten ist daher häufig ein Mittelweg: Die Angehörigen vermindern schrittweise ihre Hilfestellungen in Bezug auf Ihre Ängste und unterstützen Sie stattdessen bei Dingen, die mit der Angst nichts zu tun haben (z. B. durch das Angebot gemeinsamer angenehmer Aktivitäten). Weitere Hinweise zum Verhalten von Angehörigen finden Sie im Kapitel 6.

Für den Betroffenen mag das kurzzeitig unangenehm sein. Mittelfristig wird es ihm aber helfen, unabhängig von anderen seine Ängste zu meistern.

5.9 Ist meine Angst nicht vielleicht doch körperlich verursacht?

Häufig reicht bei Ängsten und den dazugehörenden Körpersymptomen eine einmalige (!) ärztliche Untersuchung inklusive Blutabnahme und EKG aus. Wenn die Ergebnisse normal sind, können Wiederholungen nicht nur unnütz und teuer, sondern für den Verlauf der Ängste sogar ungünstig sein.

Eine hundertprozentig sichere Antwort auf die Frage, ob Sie ganz gesund sind, werden Sie nie bekommen. Dafür müssten Sie sich im Prinzip täglich neu untersuchen lassen, da ja zwischenzeitlich immer etwas Neues hinzugekommen sein könnte. Neben vielen anderen Nachteilen hieße das, einen Großteil Ihres Lebens mit ärztlichen Untersuchungen bzw. dem Warten auf diese zu verbringen. Da Sie dies sicher nicht möchten, bleibt Ihnen in diesem Fall nur die Möglichkeit, auf weitere ärztliche Abklärungen zu verzichten.

Wenn wiederholt körperliche Abklärungen durchgeführt werden, fühlen sich die Betroffenen direkt danach oft erleichtert. Die Angst nimmt dann aber wieder zu, und es verfestigt sich der Glaube, dass die Symptome doch körperlich verursacht sind: „*Wenn es ganz sicher keine körperliche Ursache gibt, dann würde mein Arzt mich ja nicht nochmals untersuchen. Also bin ich vielleicht doch körperlich krank*".

Von daher sollten Sie unnötige Untersuchungen nicht durchführen lassen, sondern die Auseinandersetzung mit möglichen psychischen Ursachen und Bewältigungsmöglichkeiten in den Mittelpunkt stellen. Dadurch haben Sie die Chance, Veränderungen in Ihrem Denken, Fühlen und Handeln zu erreichen, die zu einer dauerhaften Verminderung der Angst führen.

5.10 Welche Therapie hilft ganz sicher, damit meine Ängste weggehen?

Keine Therapie hilft allen Patientinnen und Patienten. Am besten helfen die kognitive Verhaltenstherapie oder (zusätzlich) Antidepressiva, aber eine Garantie dafür gibt es nicht (siehe Kapitel 7 „Behandlungsmöglichkeiten von Angststörungen“). Beide Behandlungsarten nützen der Mehrzahl der Patienten, aber eben nicht allen und nicht immer verschwinden die Ängste vollständig. Die „Erfolgsquoten“ werden mit 60 bis 80 % angegeben. Im Gegensatz zur ausschließlichen medikamentösen Behandlung mit Antidepressiva, bei der es nach Absetzen der Medikamente oft zu Angst-Rückfällen kommt, wirkt die kognitive Verhaltenstherapie auch langfristig. Manchmal kann die Kombination von kognitiver Verhaltenstherapie und einem Antidepressivum empfehlenswert sein, z. B., wenn zusätzlich schwerere Depressionen bestehen.

Die Entscheidung, ob eine kognitive Verhaltenstherapie, ein Antidepressivum oder eine Kombination von beidem zu empfehlen ist, hängt noch von weiteren Faktoren ab. Sie sollten dies sorgfältig mit Ihrem Therapeuten besprechen. Ihre eigene Einstellung dazu ist ebenfalls wegweisend! Hinzu kommt, dass unterschiedliche Vorgehensweisen bei einer kognitiven Verhaltenstherapie möglich sind (siehe Kapitel 7.1 „Kognitive Verhaltenstherapie“). Oft wird die Therapie z. B. länger dauern, wenn zusätzlich zu den Ängsten weitere Probleme bestehen (siehe Kapitel 4.4 „Andere Problembereiche“). Dann wird nicht nur die Angst ein Schwerpunkt in der Therapie sein. Ihr Therapeut wird das zu Beginn der Behandlung mit Ihnen klären.

5.11 Kann ich dadurch, dass ich Panik habe, verrückt werden?

Viele Betroffene befürchten während intensiver Angstzustände, einen Kontrollverlust zu erleiden oder „verrückt“ zu werden. Gemeint ist damit meist, nicht mehr zu wissen, was man tut, Wahnvorstellungen zu bekommen oder Ähnliches.

Natürlich ist kein Mensch vor einer schweren psychischen Erkrankung gefeit. So wie bei Angsterkrankungen immer eine ärztliche Untersuchung zur Klärung von körperlichen Erkrankungen stattfinden sollte, ist auch der Ausschluss einer zusätzlichen psychiatrischen Erkrankung sinnvoll. Dann können Sie sicher sein, auch bei intensiver Angst (z.B. bei Konfrontation mit angstauslösenden Situationen in der Therapie) nicht „verrückt“ zu werden. Dies ist eine genauso unrealistische Befürchtung wie die Angst, dass das Herz während der Angstattacke versagt.

5.12 Was bedeutet Hyperventilation? Und was kann ich dagegen tun?

Hyperventilation bedeutet ein schnelles („hechelndes“) oder zu tiefes Atmen, obwohl dieses von körperlicher Seite (z.B. wegen einer sportlichen Anstrengung) gar nicht nötig wäre. Dies kann kurzzeitig im Zusammenhang mit Panikattacken auftreten, manche Betroffene haben aber auch ohne es zu merken durch ihre erhöhte Daueranspannung und „Angst vor der Angst“ eine leicht beschleunigte Atmung. Hyperventilation kann auch absichtlich durchgeführt werden, indem man 1/2–1 Minute lang schnell atmet. Dies kann in der Therapie von Panikstörungen auch als Übung durchgeführt werden, um zu erfahren, dass durch Hyperventilation Angst und Körpersymptome hervorrufen werden können, aber diese auch schnell wieder verschwinden, wenn wieder normal geatmet wird.

Auf körperlicher Ebene kommt es durch Hyperventilation zu einer Verminderung des Kohlendioxid-Gehalts im Blut, da dieses vermehrt abgeatmet wird. Dies bewirkt indirekt eine Veränderung der Weite der Blutgefäße im Gehirn und eine Übererregbarkeit von Nervenzellen. Dadurch kann es beispielsweise zu folgenden körperlichen Symptomen kommen, die unangenehm, aber nicht gefährlich sind – auch wenn sie von den Betroffenen oft als bedrohlich interpretiert werden: Kribbeln in Händen und Füßen; Schwindel; Sehstörungen; Schwächegefühl; das Gefühl „neben sich zu stehen“; alles wie durch eine Milchglas-Scheibe sehen. Nur ganz selten kommt es zu Muskelverkrampfungen, die ebenfalls Angst machen, aber nicht gefährlich sind.

Gegen Hyperventilation hilft ein bewusstes, ruhiges Atmen z.B. mit Einatmen durch die Nase, langsamem Ausatmen durch den leicht geöffneten Mund und dann einer kurzen Atempause. Bewusstes, ruhiges Atmen wirkt schnell und zuverlässig, sodass andere Maßnahmen, wie das kurzzeitige Atmen in eine Plastiktüte, gar nicht notwendig sind.

Auch wenn Sie eher leicht und dauerhaft hyperventilieren, ist das die richtige Gegenstrategie: Achten Sie, wenn Sie sich angespannt fühlen und

z. B. Erwartungsängste haben, bewusst auf die richtige Atmung. Sie werden merken, dass Sie mit einer solchen Atemtechnik eine gute Kontrolle über die Körpersymptome haben, die durch Hyperventilation hervorgerufen werden können.

6 Informationen für Angehörige

6.1 Einfluss von Angst auf das Leben anderer

Angsterkrankungen wirken sich meistens nicht nur auf den Betroffenen selbst, sondern auch auf sein Umfeld aus. Folgende Probleme können beispielsweise entstehen:

- Angehörige wollen dem Betroffenen helfen, ihn unterstützen und tun des Guten zu viel (z.B. regelmäßige Begleitung in angstmachenden Situationen; Übernahme von Besorgungen etc.), wodurch dem Betroffenen bei der längerfristigen Bewältigung seiner Ängste nicht geholfen wird. Im Gegenteil, diese gut gemeinten Hilfestellungen führen dazu, dass der Betroffene nicht lernen kann, seine Ängste alleine zu bewältigen, wodurch sie sich weiter verfestigen.
- Angehörige fühlen sich durch die vom Betroffenen erbetene Unterstützung und die hieraus resultierende Beschränkung ihrer eigenen Freiräume zunehmend eingeengt. Manche reagieren dann verständlicherweise gereizt. Der Wunsch nach Distanz wächst bei den Angehörigen im gleichen Maße wie der Wunsch nach ständiger Nähe beim Betroffenen. Die Angst trübt auf diese Weise zunehmend die ursprünglich gute Beziehung.
- Die Angst kann die Funktion bekommen, von anderen Problemen oder Konflikten innerhalb der Familie oder Partnerschaft abzulenken (siehe Kapitel 4.4 „Andere Problembereiche“). Diese werden dann nicht gelöst, da die Ängste das Hauptthema geworden sind, und belasten dauerhaft die Partnerschaft bzw. Familiensituation.

Diesen Problemen kann vonseiten der Angehörigen vorgebeugt werden oder, wenn sie bereits bestehen, können sie verändert werden (Textkasten 15).

6.2 Hilfestellung durch und für Angehörige

Ihnen als Angehörigen möchten wir empfehlen, diesen Ratgeber (am besten zusammen mit dem Betroffenen) zur eigenen Information über die Erkrankung und die empfohlenen Bewältigungsmöglichkeiten durchzulesen.

Sie können dann das Üben des Betroffenen fördern. Einige Vorschläge dazu, wie Sie die Eigenständigkeit des Betroffenen unterstützend fördern können und gleichzeitig seine Ängste ernst nehmen, finden Sie in dem nachfolgenden Textkasten 15.

Textkasten 15: Hilfestellung durch Angehörige

- Ermutigen Sie den Betroffenen, angstbesetzte Situationen alleine aufzusuchen (nach dem „Prinzip der kleinen Schritte“, siehe Kapitel 4.3.1 „Angsthierarchie erstellen“).
- Vermindern Sie entsprechend Schritt für Schritt Ihre kurzfristigen Hilfestellungen (z. B. Begleitung in angstmachenden Situationen). Bleiben Sie möglichst konsequent dabei, auch wenn der Betroffene Sie um diese Unterstützung bittet. Denken Sie daran, dass ein solches Entgegenkommen Ihrerseits keine wirkliche Hilfe für den Betroffenen ist. Stattdessen gilt: Sie leisten die beste Hilfe, indem Sie ihm ermöglichen, schwierige Situationen selbst zu bewältigen!
- Geben Sie ihm Anerkennung für seine Bemühungen, sich der Angst zu stellen.
- Planen Sie zusammen mit dem Betroffenen gemeinsame belohnende Aktivitäten für die Zeit nach den Übungen.
- Bestärken Sie ihn darin, angstbesetzte Situationen erst nach einem dort erlebten Angstabfall zu verlassen bzw. die Situation nach einer evtl. Flucht möglichst bald wieder aufzusuchen.
- Fördern Sie die Offenheit im Umgang mit den Ängsten gegenüber anderen, statt Notlügen zu gebrauchen oder die Angst zu verheimlichen.
- Setzen Sie Ihren Partner nicht unter Druck, sich seinen Angstsituationen zu stellen, sondern lassen Sie ihn selbst entscheiden, welchen Situationen er sich aussetzen will.
- Achten Sie darauf, dass die Ängste nicht zum Hauptthema in der Familie oder Partnerschaft werden. Stattdessen können Sie beispielsweise gemeinsame Aktivitäten planen und sich auf das konzentrieren, was

möglichst wenig oder gar nichts mit der Angst zu tun hat. Der Betroffene besteht ja nicht nur aus Angst, sondern hat auch seine gesunden, sympathischen, liebenswerten Anteile. Wenn es Ihnen gelingt, diese ausdrücklich zu beachten und zu fördern, ist das eine ausgesprochen wichtige und nachhaltige Unterstützung.

- Einen angstkranken Menschen zu unterstützen, kostet Kraft. Und oft ist es sehr belastend mitzuerleben, wie der Betroffene unter Ängsten und ihren Folgen leidet. Umso wichtiger ist es, dass Sie als Angehöriger Ihr eigenes Leben nicht auch noch den Ängsten unterwerfen, sondern einen eigenen Ausgleich und Zeiten der Entspannung suchen, um Ihre Kraft und Energie zu behalten oder diese wieder aufzubauen. Dies dient Ihrem eigenen Wohle und letztlich auch dem Wohle Ihres Betroffenen, denn er behält dadurch auf lange Sicht einen ausgeglichenen und damit für ihn besonders hilfreichen Angehörigen.

Durch die Umsetzung dieser Anregungen unterstützen Sie den Betroffenen bei der Bewältigung seiner Ängste. Sie selbst erhalten wieder mehr Freiräume („Luft zum Atmen“) und fördern ein Wiedererlangen der früheren Beziehungsqualität.

Falls dies nicht ausreicht oder nicht anwendbar ist, weil beispielsweise erhebliche, nicht selbst lösbare Probleme und Konflikte innerhalb von Partnerschaft oder Familie bestehen, sollten Sie (am besten gemeinsam mit dem Betroffenen) das Gespräch mit einem Therapeuten suchen. Von ihm lassen Sie sich beraten, wer zu welchen Veränderungen bereit ist oder zu solchen motiviert werden kann. Auch die Kontaktaufnahme mit einer Angehörigengruppe kommt in Frage. Dort können Informationen ausgetauscht werden, und man kann sich gegenseitig unterstützen. Eine weitere Möglichkeit sind Online-Diskussionsforen, wo man andere Angehörige um Rat fragen und Erfahrungen austauschen kann. Mögliche Anlaufstellen und Internetadressen finden Sie im Kapitel 11.2 „Nützliche Adressen“.

7 Behandlungsmöglichkeiten von Angststörungen

Das Ziel des vorliegenden Ratgebers besteht darin, Ihnen einen verbesserten Umgang mit der Angst zu ermöglichen. Wenn Sie sich nach dem Lesen mutig genug dafür fühlen, dann beschreiten Sie den Weg der Selbsthilfe und überprüfen Sie, sozusagen als Ihr eigener Beobachter, ob Sie damit ausreichend Erfolg haben. Aber nicht immer sind Selbsthilfestrategien ausreichend, um Angststörungen dauerhaft zu bewältigen. Besonders dann, wenn diese bereits seit längerer Zeit bestehen und mit einem ausgeprägten Vermeidungsverhalten oder anderen belastenden Problemen und Erkrankungen einhergehen. In diesem Fall sollten Sie als Betroffene oder Betroffener professionelle Behandlungsangebote nutzen, welche wir in diesem Kapitel näher beschreiben. Angststörungen sind gut behandelbar und mit diesen Informationen wollen wir Sie dabei unterstützen, zusammen mit Ihrem Arzt oder psychologischen Psychotherapeuten eine für Sie passende Behandlungsentscheidung zu treffen.

- In erster Linie wird ein bestimmtes Psychotherapie-Verfahren empfohlen, die sogenannte kognitive Verhaltenstherapie.
- Auch andere Psychotherapie-Verfahren kommen in Frage, wie zum Beispiel eine psychoanalytische (tiefenpsychologische) Psychotherapie oder eine systemische (Familien-)Therapie. Allerdings konnte die kognitive Verhaltenstherapie ihre Wirksamkeit bezogen auf Angsterkrankungen wissenschaftlich am überzeugendsten nachweisen, weswegen sie als „erste Wahl“ zur Behandlung der Angsterkrankungen gilt.
- Medikamente aus der Gruppe der Antidepressiva sind ebenfalls in vielen Fällen wirksam, vor allem wegen der hohen Rückfallraten nach dem Absetzen werden diese aber meistens nicht als alleinige Behandlung empfohlen, sondern zusammen mit einer kognitiven Verhaltenstherapie.

7.1 Kognitive Verhaltenstherapie

In einer kognitiven Verhaltenstherapie können Betroffene lernen, Ängste vor unwahrscheinlichen, aber dennoch nicht sicher auszuschließenden Gefahren zu bewältigen. Ziel einer kognitiv-verhaltenstherapeutischen Angstbehandlung ist es, den Betroffenen einen verbesserten Umgang mit der Angst zu vermitteln und nicht, sie vollständig von Angst zu befreien. Nicht die Angst soll das Handeln bestimmen und kontrollieren, sondern umgekehrt der Betroffene soll lernen über die Angst zu bestimmen und wieder unabhängig entscheiden und handeln zu können.

7.1.1 Beginn der Therapie: Die Verhaltensanalyse

Zu Beginn einer kognitiv-verhaltenstherapeutischen Behandlung wird in mehreren Gesprächen vom Therapeuten abgeklärt, welche Form der Angsterkrankung vorliegt, was sie ausgelöst hat und weiter bestehen lässt. Dazu werden biographische Erfahrungen, persönliche Entwicklungen und bedeutsame Lebensereignisse genau besprochen. Parallel hierzu werden häusliche Aufgaben im Sinne einer systematischen Selbstbeobachtung vereinbart.

Diesen ersten Teil der Therapie bezeichnet man auch als Verhaltensanalyse. Ziel ist es, unter Einbeziehung der Lebensgeschichte ein Erklärungsmodell für das Auftreten und Fortbestehen der Ängste zu entwickeln und dieses mit dem Betroffenen zu diskutieren. Parallel werden aber auch schon viele Informationen zu Angsterkrankungen und Bewältigungsmöglichkeiten vermittelt, was man als „Psychoedukation“ bezeichnet.

Aus dem Erklärungsmodell werden gemeinsam mit der Patientin oder dem Patienten individuelle Therapieziele abgeleitet, die entweder hauptsächlich an den Ängsten ansetzen oder auch weitere Problembereiche mit einbeziehen. Zu den wichtigsten verhaltenstherapeutischen Behandlungsstrategien von Angsterkrankungen zählen heute die nachfolgend beschriebenen Bausteine.

7.1.2 Die Expositionstherapie

Unter der Expositionstherapie versteht man das unmittelbare Aufsuchen angstauslösender Situationen oder die direkte Konfrontation mit angstbesetzten Objekten (Gegenstände oder Tiere). Man unterscheidet zwischen gestufter und massierter Expositionstherapie. Die gestufte Expositionstherapie ist vergleichbar mit dem in Kapitel 4.3 beschriebenen Übungsvorgehen. Ein Beispiel für die gestufte Expositionstherapie bei einer Spinnenphobie sehen Sie in der **Abbildung 7-1** dargestellt.

Unter der massierten Exposition versteht man hingegen die rasche Konfrontation mit den in der Angsthierarchie am schwierigsten eingeschätzten Situationen, das heißt solche, die wahrscheinlich stärkste Angst auslösen werden. In der Praxis wird meistens das gestufte Vorgehen angewandt, um dem Betroffenen die aktive Auseinandersetzung mit seinen Ängsten nicht zu schwer zu machen und ihm durch schrittweise Erfolgs-

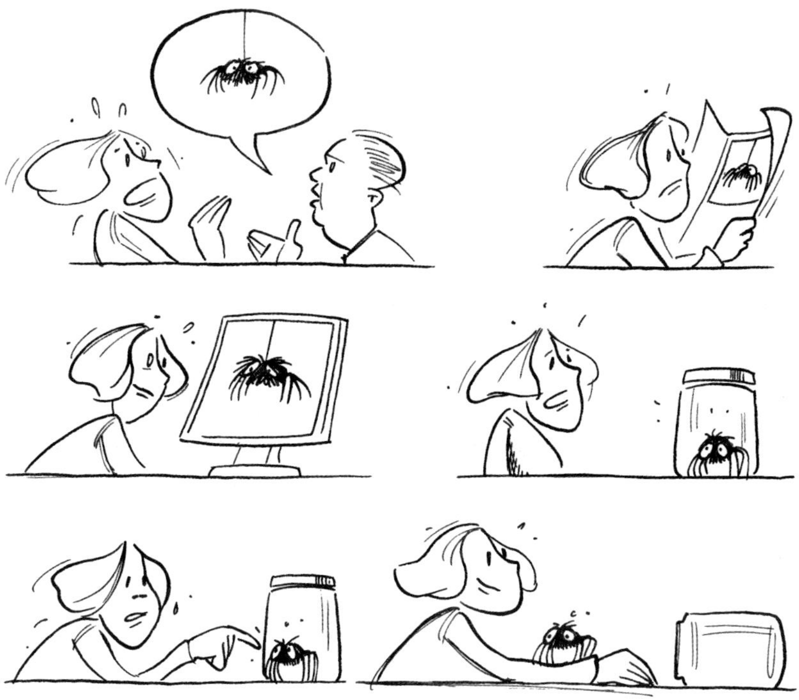

Abbildung 7-1: Expositionstherapie bei Spinnenphobie

erlebnisse den Mut zu geben, sich schließlich auch den schwierigsten Übungen zu stellen.

Beide Vorgehensweisen, die gestufte und die massierte Expositionstherapie, geschehen anfangs mit direkter Unterstützung durch den Therapeuten. Zwischen den einzelnen Expositionssitzungen werden häusliche Wiederholungsübungen zur Vertiefung der neu gewonnenen Erfahrungen abgesprochen. Mit der Zeit führt der Betroffene dann alle Übungen in Eigenregie durch, bespricht nur noch die Übungsplanung und die Schlussfolgerungen aus den neuen Übungserfahrungen jeweils mit dem Therapeuten.

Durch dieses Vorgehen erlernen die Betroffenen aktive Bewältigungsstrategien für den Umgang mit ihren Ängsten.

7.1.3 Kognitive Verfahren

Bei den kognitiven Verfahren steht die Analyse von angstverstärkenden Gedankenmustern im Vordergrund. Diese Verfahren zielen darauf ab, die angstverstärkenden Gedanken der Betroffenen zu erkennen und mit Unterstützung des Therapeuten hilfreiche Alternativgedanken zu entwickeln. Dadurch wird dem Betroffenen eine realistische Bewertung der angstmachenden Situationen ermöglicht und der Angst entgegengewirkt.

In der Praxis werden die Expositionstherapie und die kognitiven Verfahren sinnvollerweise beide angewendet. Je nach Therapeut und in Abhängigkeit von der individuellen Situation des Patienten werden beide Bausteine etwas unterschiedlich gewichtet sein. Eine ausschließliche „kognitive Therapie“ (ohne Expositionen) oder alleinige „Expositionstherapie“ (ohne kognitive Verfahren) wäre unsinnig, beide Bausteine sind wichtig.

7.1.4 Entspannungsverfahren

Das Erlernen von Entspannungsverfahren kann einen wichtigen Bestandteil der kognitiven Verhaltenstherapie von Angsterkrankungen darstellen. Besondere Bedeutung hat die progressive Muskelentspannung nach Jacobson, die in Kapitel 8 näher beschrieben wird.

7.1.5 Bearbeitung von Hintergrundproblemen

Wenn beim Betroffenen weitere Problembereiche vorhanden sind, die dazu beitragen, dass die Angsterkrankung besteht, werden diese in die Therapie mit einbezogen. Dieses sind z. B. chronische Partnerschaftskonflikte, soziale Unsicherheiten oder frühere traumatische Erlebnisse. Dann angewandte Therapie-Bausteinen sind beispielsweise:

- Verbesserung von sozialen Kompetenzen (z. B. sich angemessen abgrenzen und berechtige Forderungen stellen lernen)
- Erhöhung von Problemlösefertigkeiten (z. B. sich mit dauerhaften Konflikten aktiv auseinandersetzen)
- Depressionsbewältigung (z. B. Aufbau positiver Aktivitäten)
- Verarbeitung belastender biografischer Ereignisse (z. B. Bearbeitung traumatischer Erlebnisse)
- Förderung der Genussfähigkeit (z. B. Schulung der Sinneswahrnehmung)
- Schmerzbewältigung (z. B. Erlernen von psychologischen Strategien, wie der Aufmerksamkeitsumlenkung)
- Partner- oder Familiengespräche (z. B. gemeinsam nach Wegen suchen, um besser mit vorhandenen Konflikten umzugehen)

Welche Vorgehensweisen für Sie geeignet sind, wird von Ihrem Therapeuten zusammen mit Ihnen individuell entschieden.

Kognitive Verhaltenstherapie wird sowohl im Rahmen einer ambulanten Behandlung als auch im Rahmen einer (teil-)stationären Behandlung als Einzel- oder als Gruppentherapie angeboten. Die Therapien werden in der Regel von Fachärzten für Psychiatrie und Psychotherapie (oder Psychosomatische Medizin und Psychotherapie) und von Psychologischen Psychotherapeuten mit verhaltenstherapeutischem Schwerpunkt durchgeführt. Diese Verhaltenstherapeuten können direkt mit Ihrer Krankenkasse abrechnen. Für entsprechende Adressen können Sie sich an Ihren Hausarzt oder an einen anderen Arzt Ihres Vertrauens wenden.

In der Regel findet eine ambulante Verhaltenstherapie in Form einer Kurzzeitbehandlung statt und umfasst etwa 20–30 Therapiesitzungen. Im Einzelfall kann sie aber auch kürzer (vor allem bei Gruppentherapien) oder länger (z. B. 60 Einzelsitzungen) dauern.

7.2 Medikamentöse Behandlung

Neben der kognitiven Verhaltenstherapie können auch einige Medikamente bewirken, dass Sie weniger Ängste haben, weniger angespannt und unruhig sind und nachts besser schlafen können. Es werden in der Praxis viele verschiedene Medikamente gegen Ängste verschrieben und Sie sollten deren Vor- und Nachteile kennen. Sie können dann zusammen mit Ihrer Ärztin oder Ihrem Arzt entscheiden, ob diese Behandlungsmöglichkeit für Sie in Frage kommt. Im Folgenden möchten wir Ihnen daher einige wichtige Medikamentengruppen kurz vorstellen (siehe auch **Tabelle 7-1**).

7.2.1 Antidepressiva

Eine bestimmte Gruppe von Antidepressiva, die insbesondere auf den Botenstoff Serotonin im Gehirn wirken, gilt heutzutage als Mittel der ersten Wahl bei Phobien und Panikstörungen. Diese Medikamente heißen Selektive Serotonin-Wiederaufnahmehemmer (SSRI) oder Selektive Noradrenalin-Serotonin-Wiederaufnahmehemmer (SNRI). Sie wirken nicht nur gegen Depressionen, sondern auch gegen Angststörungen. Manche Antidepressiva sind allerdings nur für die Behandlungen bestimmter Angststörungen zugelassen. Einige ältere Antidepressiva, die sogenannten trizyklischen Antidepressiva (entsprechend ihrer chemischen Struktur benannt) sind gegen Angststörungen genauso wirksam, werden aber wegen ihrer insgesamt häufigeren Nebenwirkungen seltener empfohlen.

Die Namen einiger dieser Medikamente finden Sie in der Tabelle 7-1. Ein Vorteil der Behandlung mit Antidepressiva im Vergleich zu einigen anderen Medikamenten ist, dass diese nicht nur Angst und Panik vermindern, sondern auch eine gleichzeitig vorhandene depressive Symptomatik positiv verändern können.

Die Wirkung dieser Medikamente beginnt meist erst nach 2–3 Wochen regelmäßiger Einnahme, sie eignen sich also nicht als „Krisenmedikation“. Vor allem am Anfang der Behandlung kann es zu Nebenwirkungen kommen, z. B. Übelkeit, Unruhe oder Schafstörungen. Im Regelfall verschwinden diese Nebenwirkungen aber nach 1–2 Wochen wieder. Grundsätzlich gilt: Durch eine zu Beginn der Behandlung niedrige Dosierung und eine dann schrittweise Dosissteigerung kann das Risiko von Nebenwirkungen reduziert werden.

Tabelle 7-1: Medikamente bei Angststörungen

Wichtigste Medikamentengruppen	
Selektive Serotonin-Wiederaufnahme-Hemmer (SSRI) • Citalopram (z.B. Sepram®) • Escitalopram (z.B. Cipralex®) • Fluoxetin (z.B. Fluctin®) • Fluvoxamin (z.B. Fevarin®) • Paroxetin (z.B. Seroxat®) • Sertralin (z.B. Zoloft®)	**Trizyklische Antidepressiva** • Clomipramin (z.B. Anafranil®) • Imipramin (z.B. Tofranil®) • und weitere **Selektive Serotonin-Noradrenalin-Wiederaufnahme-Hemmer (SSNRI)** • Venlafaxin (z.B. Trevilor®) • Duloxetin (z.B. Cymbalta®) **Kalziummodulatoren** • Pregabalin (z.B. Lyrica®)
Nur kurzzeitig zu empfehlen, wenn überhaupt (z.B. in akuter Krise)	
Benzodiazepine • Alprazolam (z.B. Tafil®) • Lorazepam (z.B. Tavor®) • und weitere	
Meistens nicht zu empfehlen	
Betablocker • z.B. Propanolol (z.B. Dociton®) **Neuroleptika** • Quetiapin (z.B. Seroquel®) • Promethazin (z.B. Atosil®) • und weitere	**Pflanzliche Präparate** • Baldrian • Johanniskraut • und weitere

Im Gegensatz zu den Benzodiazepinen, die im nächsten Absatz besprochen werden, machen Antidepressiva nicht abhängig. Wenn Antidepressiva nach längerer Einnahme plötzlich abgesetzt werden, können allerdings unangenehme (entzugsähnliche) Symptome auftreten, wie zum Beispiel Unruhe und Schlafstörungen. Deswegen ist eine schrittweise Dosisverringerung notwendig. Es gibt selbstverständlich noch weitere Vor- und Nachteile einer Behandlung mit Antidepressiva, eine sorgfältige, individuelle ärztliche Beratung sollte in jedem Fall vor und während der Behandlung erfolgen.

7.2.2 Kalziummodulatoren

Der Kalziummodulator Pregabalin, eine dem Antikonvulsivum Gabapentin ähnlich Substanz, ist bei der generalisierten Angststörung wirksam. Zu den möglichen Nebenwirkungen gehören Sedierung und Schwindel. Bei Patientinnen und Patienten mit einer zusätzlichen Depression ist ungünstig, dass es sich nicht um ein Antidepressivum handelt, also kein spezifischer antidepressiver Effekt zu erwarten ist.

7.2.3 Beruhigungsmittel (Benzodiazepine)

Die Benzodiazepine wirken ebenfalls im Gehirn, aber auf eine andere Art und Weise. Nervenzellen werden weniger leicht erregbar, Benzodiazepine haben einen dämpfenden Effekt. Im Gegensatz zu den Antidepressiva setzt die angstlösende Wirkung kurz nach Einnahme ein, sodass beispielsweise Panikattacken schneller abklingen als ohne Medikation.

Wegen der Gefahr der Abhängigkeitsentwicklung ist von einer häufigeren Einnahme aber abzuraten, auch wirken diese Medikamente nicht positiv auf depressive Symptome. Es können auch weitere Nebenwirkungen auftreten, z. B. Müdigkeit und Konzentrationsprobleme. Daher ist es lediglich in akuten Krisen manchmal sinnvoll, ärztlich verordnete Benzodiazepine einzunehmen – aber nur kurzzeitig.

7.2.4 Neuroleptika

Gelegentlich werden auch Neuroleptika, eine Medikamentengruppe, die sonst eher bei Psychosen eingesetzt wird, verschrieben, teilweise auch als Injektionen. Diese Medikamente beeinflussen hauptsächlich den Botenstoff Dopamin im Gehirn.

Die Wirksamkeit bei Angststörungen ist nicht gut untersucht, und es können stärkere kurz- und langfristige Nebenwirkungen (z. B. Bewegungsstörungen) auftreten. Für Quetiapin ergaben sich bei der generalisierten Angststörung gewisse positive Effekte, aber eine Zulassung für die Behandlung der generalisierten Angststörung besteht nicht. Quetiapin kommt nur dann in Frage, wenn die Medikamente der ersten Wahl nicht wirken oder nicht vertragen werden. Insgesamt ist von einer Behandlung mit Neuroleptika abzuraten.

7.2.5 Betablocker

Betablocker können körperliche Symptome der Angst, wie Herzrasen, Schwitzen und Zittern, vermindern. Sie sind von der Behandlung von Herzerkrankungen gut bekannt und werden zum Beispiel gegen hohen Blutdruck eingesetzt.

Gegen Angststörungen wirken diese Medikamente meistens nicht. Betablocker werden im Einzelfall verwendet, wenn gezielt bestimmte Körpersymptome der Angst vermindert werden sollen (z.B. das Zittern der Hände). Die Wirkung auf die Angststörung selbst ist fraglich, sodass der Einsatz von Betablockern zur Behandlung von Angsterkrankungen nicht empfohlen wird.

7.2.6 Pflanzliche Präparate

Eine Wirkung von pflanzlichen Präparaten (z.B. Lavendelölextrakt, Baldrian, Johanniskraut) auf Angststörungen ist nicht nachgewiesen, auch wenn ein bestimmter Lavendelölextrakt (z.B. Silexan®, Laitea®) bei Ängstlichkeit und Unruhe wirkt. Auch bei pflanzlichen Präparaten können Nebenwirkungen auftreten (z.B. Empfindlichkeit gegenüber Sonnenlicht, Übelkeit oder schädliche Wechselwirkungen mit anderen Medikamenten), sodass eine Behandlung entsprechend dem heutigen Stand der Forschung bei Angststörungen nicht empfohlen wird.

In Textkasten 16 wird das Wichtigste zur medikamentösen Behandlung der Angststörungen zusammengefasst.

Textkasten 16: Zusammenfassung der medikamentösen Behandlung von Angststörungen

- SSRI und SNRI gelten im Allgemeinen als erste Wahl. Bei der generalisierten Angststörung kann auch Pregabalin eingesetzt werden.
- Einige ältere (trizyklische) Antidepressiva sind genauso wirksam, werden aber wegen ihrer insgesamt häufigeren Nebenwirkungen nicht als erste Wahl empfohlen.
- Da die Antidepressiva unterschiedliche Nebenwirkungen hervorrufen können, hängt die Entscheidung für das eine oder andere Medikament auch davon ab, welche der möglichen Nebenwirkungen für Sie eher erträglich wären. Für diese Entscheidung ist eine ausführliche ärztliche Beratung notwendig.
- Benzodiazepine sollten, wenn überhaupt, nur kurzzeitig während Krisen genommen werden.
- Medikamente als alleinige Therapie sind im Allgemeinen nicht empfehlenswert, sie sollten mit einer kognitiven Verhaltenstherapie kombiniert werden, welche einen besseren Rückfallschutz bietet.
- Ob eine alleinige Verhaltenstherapie ausreicht oder die zusätzliche Behandlung mit einem Antidepressivum sinnvoll ist, hängt von vielen Faktoren ab. Hier spielt z.B. eine Rolle, ob zusätzlich zur Angststörung eine schwerere Depression besteht. Dann wäre eine zusätzliche Behandlung mit einem Antidepressivum empfehlenswert.
- Eine längere medikamentöse Behandlung mit einem Antidepressivum ist möglich. Ob dies aber wirklich nötig ist, sollte zusammen mit der Therapeutin oder dem Therapeuten und/oder der Ärztin oder dem Arzt in regelmäßigen Abständen überprüft werden.
- Erreichen Sie in der kognitiven Verhaltenstherapie wichtige Therapieziele, können Medikamente überflüssig und schrittweise wieder abgesetzt werden.

Tabelle 7-2: Gesichtspunkte, die für bzw. gegen ein Absetzen von Antidepressiva sprechen

Für ein Absetzen spricht
• Sie konnten Ihre Ängste im Therapieverlauf reduzieren und Vermeidungsverhalten aufgeben. • Es gelang Ihnen, das Angstbewältigungskonzept erfolgreich anzuwenden und Expositionen durchzuführen. • Es bestehen wenig zusätzliche Belastungen und Problembereiche in Ihrem Leben. • Es bestehen keine weiteren psychischen Erkrankungen oder diese wurden im Rahmen der Therapie ebenfalls erfolgreich bewältigt (z. B. Depressionen). • Sie sind optimistisch, eventuell erneut auftretende Ängste aktiv bewältigen zu können.
Eher gegen ein Absetzen spricht
• Die Therapie war wenig erfolgreich, es bestehen weiter Vermeidungsverhalten und/oder übertriebene Ängste. • Sie führten Expositionsübungen nicht oder nur teilweise durch, sodass ein aktives Bewältigen der Angst nicht erfolgreich erprobt werden konnte. • Ihr Leben ist durch andere Problembereiche deutlich belastet. • Zusätzlich zur Angststörung besteht bei Ihnen eine weitere psychische Erkrankung, z. B. eine schwere Depression, deren Symptomatik sich während der Therapie nicht deutlich verbesserte. • Sie sind sehr ängstlich bezüglich eines Absetzversuchs und haben wenig Vertrauen in Ihre eigenen Fähigkeiten, mit eventuell wieder auftretenden Ängsten umgehen zu können.

7.3 Wann und wie sollte ein Antidepressivum wieder abgesetzt werden?

Eine alleinige Behandlung mit Antidepressiva wirkt in den allermeisten Fällen nur so lange, wie das Medikament eingenommen wird. Von daher sind zusätzliche kognitiv-verhaltenstherapeutische Maßnahmen sehr zu empfehlen. Generell wird empfohlen, nach einer erfolgreichen medikamentösen Behandlung die Einnahme des Antidepressivums noch 6–12 Monate als Rückfallschutz fortzusetzen.

Wenn Sie während einer kognitiven Verhaltenstherapie Antidepressiva eingenommen haben, hängt die Entscheidung zum schrittweisen Absetzen der Medikamente von den in **Tabelle 7-2** aufgeführten Faktoren ab.

Die Entscheidung für oder gegen die Fortführung der medikamentösen Therapien sollten Sie sorgfältig mit Ihrer Ärztin oder Ihrem Arzt unter Berücksichtigung der genannten individuellen Aspekte besprechen. Ansonsten kann es dazu kommen, und das ist in der Praxis nach unserer Erfahrung nicht selten der Fall, dass

- Sie unnötig lange, teilweise jahrelang, regelmäßig Antidepressiva einnehmen, obwohl keine Ängste mehr bestehen und ein Absetzen wahrscheinlich problemlos möglich gewesen wäre, oder
- ein zu frühes Absetzen erfolgt, obwohl noch eine weitere Medikation zur Stabilisierung notwendig gewesen wäre, und Sie dadurch wieder zunehmend unter Ängsten leiden, die Sie nicht bewältigen können.

Grundsätzlich gilt, dass die Dosis des Antidepressivums schrittweise verringert und dann erst das Medikament abgesetzt werden sollte. So kann das Risiko unangenehmer Absetzphänomenen deutlich vermindert werden.

8 Progressive Muskelentspannung

Im Kapitel 1 („Warum entwickeln Menschen Angst?") informierten wir über die Bedeutung von Stress bei der Entstehung von Angsterkrankungen. Wir haben darauf hingewiesen, dass eine allgemein erhöhte innere Anspannung das Auftreten von Angstanfällen begünstigt. Umgekehrt verursachen oder verstärken Angsterkrankungen die innere Anspannung erstens durch die Anstrengung der Angstanfälle selbst und zweitens durch die Angst vor erneuten Angstattacken. Nicht zuletzt führen die im Zusammenhang mit der Angsterkrankung auftretenden Sorgen und Nöte, wie Zukunftsängste, berufliche Einschränkungen und Beziehungsprobleme, zu dauerhaft erhöhter Anspannung. Diese kann zur Aufrechterhaltung von Angststörungen beitragen. Außerdem kann diese Überforderung des vegetativen Nervensystems auf Dauer Folgeerkrankungen verursachen (siehe Textkasten 2: „Chronische Belastungen und Stress").

Entspannungsverfahren wirken dieser Überforderung entgegen. Mit ihnen kann der Entspannungszustand willentlich herbeigeführt, also die innere Anspannung verringert werden. Zu den klassischen Entspannungstechniken gehören neben der progressiven Muskelentspannung das autogene Training, Yoga und Meditationstechniken. Im Folgenden werden Sie über die Methode der progressiven Muskelentspannung informiert, sodass Sie sie selbst durchführen können.

Die progressive Muskelentspannung, auch progressive Muskelrelaxation genannt, wurde schon in den 1930er Jahren von dem amerikanischen Physiologen Edmund Jacobson entwickelt. Entspannung wird dabei durch abwechselnde Anspannung und Entspannung der Muskulatur für den Einzelnen wahrnehmbar. Es ist das in der kognitiven Verhaltenstherapie am häufigsten angewandte Entspannungsverfahren. Seine Wirksamkeit ist durch wissenschaftliche Untersuchungen gut belegt.

Sie können diese auch mit professioneller Anleitung erlernen, entweder in Form eines Kurses oder im Rahmen einer kognitiven Verhaltenstherapie. Dies empfiehlt sich vor allem dann, wenn Sie Schwierigkeiten bei der Anwendung haben.

8.1 Warum progressive Muskelentspannung?

Gefühle von Angespanntheit, Nervosität und Angst stehen im Zusammenhang mit muskulärer Anspannung. Wann immer Sie die genannten Gefühle wahrnehmen, erhöht sich Ihre muskuläre Anspannung. Schon allein negative Gedanken können diese Gefühle auslösen und so Ihre muskuläre Anspannung steigern. Viele Menschen nehmen ihre Muskelanspannung nicht wahr oder sind nicht in der Lage, darauf Einfluss zu nehmen.

Die progressive Muskelentspannung lehrt Sie, Muskelanspannungen besser wahrzunehmen und Ihre Muskulatur bewusst zu lockern. Wenn es Ihnen gelingt, Einfluss auf die Muskelanspannung zu nehmen, können Sie auch angstvolle Gefühle beeinflussen. Wenn Sie sich entspannen, wird die Atmung verlangsamt und gleichmäßiger, das Herz schlägt langsamer, der Blutdruck nimmt ab und Arme und Beine werden stärker durchblutet. Ihr Körper erhält eine erholsame Pause, die zum Rückgang körperlicher Angstsymptome führt und die Ihre innere Ruhe und Gelassenheit fördert.

Die Methode der progressiven Muskelentspannung hat große Stärken:

- Man braucht keine besondere Ausstattung oder Räumlichkeiten. Es entstehen keine Kosten.
- Man kann die Methode allein durchführen. Das Verfahren ist jederzeit durchführbar, bei einiger Übung auch „zwischendurch“ (z.B. am Arbeitsplatz).
- Es erhöht die Wahrnehmung von Anspannung und Entspannung, die regelmäßige Anwendung kann nicht nur zu weniger Ängsten, sondern auch zur Linderung weiterer körperlicher Beschwerden beitragen (z.B. Kopfschmerzen oder Schlafstörungen).

Wie bei jedem wirksamen Verfahren gibt es allerdings auch Nachteile: Die Methode muss häufig geübt werden, und anfangs können auch unangenehme Empfindungen auftreten. Manche Menschen berichten zum Beispiel, dass sie durch die bessere Wahrnehmung von Körpersymptomen zunächst Angstgefühle entwickelten. Dem kann aber im Allgemeinen gut entgegengewirkt werden, indem die Übungen am Anfang mit offenen Augen durchgeführt werden.

Entspannung lässt sich nicht erzwingen. Setzen Sie sich nicht unter Erfolgsdruck. Nehmen Sie sich Zeit für sich und haben Sie Geduld, wenn die Übungen einmal nicht wie gewünscht verlaufen. Vielleicht hilft es

Ihnen, wenn Sie die Muskelentspannung als wohlverdiente Pause für Körper und Geist betrachten.

8.2 Was müssen Sie beim Üben berücksichtigen?

Zeitpunkt

Planen Sie täglich ein- bis zweimal 20 Minuten ein. Sie sollten in dieser Zeit ungestört und ohne Zeitdruck sein. Besonders wenn Sie beruflich oder familiär stark eingebunden sind, ist dies oft schwierig und bedarf einiger Organisation. Gerade wenn Sie zu den Menschen gehören, die wenig Zeit haben und oft durch den Tag hetzen, sollten Sie sich für Ihre eigenen Bedürfnisse einsetzen und sich diese Zeit für Ruhe und Entspannung nehmen. Idealerweise üben Sie dann, wenn Sie ohnehin gerade eine Pause brauchen, z. B. in der Mittagspause oder unmittelbar nachdem Sie von der Arbeit kommen.

Äußere Umgebung

Gerade anfangs, wenn Sie sich noch sehr auf die Übungen konzentrieren müssen, ist es wichtig, dass Sie beim Üben nicht unterbrochen oder abgelenkt werden. Am besten ziehen Sie sich in einen ruhigen, abdunkelbaren Raum ohne Telefon zurück.

Kleidung

Beim Üben sollte Sie nichts einengen oder stören. Lockern Sie daher vor dem Üben Ihre Kleidung und legen Sie Brillen, Kontaktlinsen, Armbanduhren und störenden Schmuck ab. Ziehen Sie Ihre Schuhe aus und evtl. weiche Wollsocken an.

Grundhaltung

Die progressive Muskelentspannung kann sitzend oder liegend durchgeführt werden. Wenn Sie das Verfahren im Sitzen erlernen, ist anfangs eine bequeme Sitzgelegenheit ideal. Wenn Sie im Sitzen Kopf, Rücken und Arme bequem anlehnen können, fällt Ihnen die Konzentration auf die Übungen besonders leicht. Sind Sie mit dem Verfahren vertraut, so spielt die Sitzgelegenheit nur noch eine untergeordnete Rolle. Sie werden sich dann auch auf die Übungen konzentrieren und sich entspannen können, wenn die äußeren Bedingungen nicht optimal sind. Wenn Sie das Verfahren im Liegen trainieren wollen, legen Sie sich auf eine Matte oder einen weichen Teppich. Manchen gelingt auch das Üben im Bett, andere schlafen dabei ungewollt ein. Legen Sie sich auf den Rücken, die Beine ausgestreckt nebeneinander, die Fußspitzen kippen locker nach außen. Die Arme legen Sie leicht angewinkelt neben sich.

8.3 Wie laufen die Übungen ab?

Muskelgruppen anspannen

Verschiedene Muskelgruppen werden jeweils etwa 5–7 Sekunden angespannt. Die Spannung sollte deutlich spürbar sein, jedoch nicht Ihrer maximalen Kraft entsprechen – „viel hilft viel" ist hier nicht zutreffend. Die progressive Muskelentspannung hat nichts mit Gymnastik oder Krafttraining zu tun. Es reichen leichte Muskelanspannungen und kleine Bewegungen. Spüren Sie während der Anspannungsphase genau in die Muskelgruppe hinein, nehmen Sie die Zeichen der Anspannung wahr.

Lösen der Anspannung

Danach wird die Muskelgruppe wieder gelockert. Versuchen Sie, die entstandene Spannung wieder ganz herauslassen, z. B., indem Sie die Hand öffnen und auf dem Oberschenkel ablegen oder die Schultern einfach hängen lassen. So ermöglichen Sie diesen Muskeln, sich weit unter ihr normales Spannungsniveau zu entspannen.

Entspannungsphase

Nach dem Lockern einer Muskelgruppe sollte die Entspannungsphase mindestens 30 Sekunden dauern. Dabei sollten Sie auf die entstehenden Empfindungen achten. Mit der Zeit, bei manchen Menschen sofort, bei anderen erst nach mehrmaligem Üben, werden in der Entspannungsphase angenehme Entspannungsgefühle spürbar. Diese können von Mensch zu

Mensch unterschiedlich sein. Manche Menschen empfinden Schwere, andere Schwerelosigkeit oder Wärme und Kribbeln. Manche Menschen nehmen diese Empfindungen stark wahr, andere kaum. Solange Ihnen die Empfindungen nicht unangenehm sind, können Sie davon ausgehen, dass Sie gut entspannen.

Formen der Muskelrelaxation

Wollen Sie die progressive Muskelentspannung erlernen, ist es sinnvoll, mit der Langform (15 Min.) zu beginnen. Hierbei werden viele kleine Muskelgruppen nacheinander trainiert. Dadurch werden die Körperwahrnehmung und Entspannungsfähigkeit optimal geschult. Erst wenn Sie die Langform mehrere Wochen regelmäßig geübt haben und die gewünschte Entspannung erreichen, ist der Wechsel zur Kurzform (7 Min.) sinnvoll.

Im Folgenden bieten wir Ihnen Übungsanleitungen in Lang- und Kurzform sowie eine Instruktion zum Ruhebild an. Beim Erlernen der progressiven Muskelentspannung können sie Ihnen als Leitfaden dienen. Dabei kommt es nicht darauf an, die Instruktionen wörtlich wiedergeben zu können, sondern sich die Übungen einzuprägen und mit der Zeit ohne Anleitung durchführen zu können. Anfangs kann es hilfreich sein, den Text vor dem Üben durchzulesen oder ihn beim Üben in Reichweite zu haben, sodass Sie gegebenenfalls nachlesen können, welche Teilübung als Nächstes folgt.

Die in Klammern angegebenen Zeiten sind Orientierungshilfen, die daran erinnern sollen, dass die Anspannungsphase jeweils ca. 5 Sekunden, die Entspannungsphase mindestens 30 Sekunden dauern soll. In der Übungsanleitung beginnen die Übungen mit der rechten Hand bzw. Arm oder Bein. Sollten Sie Linkshänder sein, beginnen Sie bitte jeweils mit Ihrer linken Seite.

8.4 Übungsanleitung für die Langform (15 Minuten)

- „Setzen Sie sich bequem zurecht, die Hände ruhen auf den Oberschenkeln, die Füße stehen nebeneinander. Schließen Sie die Augen und richten Sie Ihre Aufmerksamkeit auf sich selbst. Versuchen Sie, Ihre Muskeln so locker wie möglich zu lassen (15 Sek.)."
- „Ballen Sie nun Ihre rechte Hand zur Faust und spüren Sie die Anspannung in Ihrer Hand und im Unterarm (5 Sek.). Lösen Sie die Faust nun

wieder und spüren Sie, wie sich Hand und Unterarm entspannen. Lassen Sie die Finger ganz locker werden und spüren Sie, wie sich der Daumen anfühlt, wie sich der Zeigefinger anfühlt, wie sich Mittel-, Ring- und der kleine Finger anfühlen. Achten Sie auf die Empfindungen in der Hand und versuchen Sie auch die letzte Spannung noch weichen zu lassen (30 Sek.)."

- „Jetzt ballen Sie die andere Hand zur Faust und achten Sie auf die Anspannung in Ihrer Hand und im Unterarm (5 Sek.). Lösen Sie die Faust wieder und spüren Sie, wie sich Ihre Hand und Ihr Unterarm entspannen. Lassen Sie auch die Finger ganz locker werden und spüren Sie den Empfindungen in den einzelnen Fingern hinterher (30 Sek.)."
- „Richten Sie Ihre Aufmerksamkeit nun auf Ihren rechten Arm und spannen Sie ihn an, indem Sie den Ellenbogen anwinkeln und die Oberarmmuskeln anspannen. Spüren Sie die Anspannung in der Oberarmmuskulatur (5 Sek.)? Und lösen Sie die Spannung, indem Sie Ihren Arm wieder ablegen und alle Muskeln ganz lockerlassen. Achten Sie auf Ihre Empfindungen. Spüren Sie, wie sich ein angenehmes Gefühl der Entspannung ausbreitet (30 Sek.)."
- „Wiederholen Sie die Übung nun mit dem linken Arm. Winkeln Sie den Ellenbogen an und spannen Sie die Oberarmmuskulatur an. Halten Sie die Spannung einen Moment lang (5 Sek.). Jetzt lösen Sie die Spannung wieder. Spüren Sie den Veränderungen hinterher und genießen Sie die sich ausbreitende Entspannung (30 Sek.)."
- „Spannen Sie nun die Schultern an, indem Sie sie nach vorne ziehen. Achten Sie darauf, weiter zu atmen und spüren Sie die Spannung in Schultern und Brust (5 Sek.). Lösen Sie nun die Spannung. Versuchen Sie die Schultern einfach hängen zu lassen, sodass die Schultermuskulatur ganz locker werden kann. Atmen Sie ruhig und gleichmäßig und spüren Sie den Veränderungen hinterher (30 Sek.)."
- „Spannen Sie die Schultern erneut an, indem Sie sie nach hinten ziehen. Spüren Sie die Spannung in Schultern und Rücken (5 Sek.). Lösen Sie die Spannung nun wieder. Lassen Sie die Schultern hängen und den Rücken ganz locker werden und genießen Sie die sich immer weiter ausbreitende Entspannung (30 Sek.)."
- „Spannen Sie die Schultern ein letztes Mal an, indem Sie sie nach oben ziehen. Achten Sie dabei darauf weiterzuatmen (5 Sek.). Jetzt lösen Sie die Spannung wieder. Spüren Sie, wie sich Ihre Schultern entspannen,

wenn Sie sie einfach hängen lassen. Spüren Sie, wie Ihr Schulterbereich sich immer mehr entspannt (30 Sek.).“

- „Richten Sie Ihre Aufmerksamkeit nun auf Ihr Gesicht. Spannen Sie das Gesicht an, indem Sie die Stirn in Falten legen, die Nase rümpfen und den Mund zu einem Kussmund spitzen (5 Sek.), und lösen Sie die Spannung wieder. Lassen Sie die Stirn ganz glatt werden und auch um Nase und Mund alle Spannung weichen (30 Sek.).“
- „Spannen Sie nun die Kieferpartie an, indem Sie die Backenzähne fest aufeinanderbeißen und die Lippen zu einem „Froschmaul“ auseinanderziehen. Spüren Sie die Spannung einen Augenblick (5 Sek.) und lassen Sie den Kiefer und die Lippen wieder ganz locker werden. Spüren Sie den Veränderungen hinterher und genießen Sie, wie sich die Entspannung im Gesicht immer weiter ausbreitet (30 Sek.).“
- „Wandern Sie nun in Gedanken zum Nacken und spannen Sie ihn an, als wollten Sie Ihren Kopf zur Brust ziehen, aber gleichzeitig verhindern, dass Ihr Kinn die Brust berührt (5 Sek.). Nun lösen Sie die Spannung wieder. Achten Sie darauf, wie die Spannung weicht und sich ein angenehmes Gefühl der Entspannung ausbreitet (30 Sek.).“
- „Kommen wir nun zum Bauch. Halten Sie den Atem an und spannen Sie dabei Ihre Bauchmuskeln an. Zählen Sie in Gedanken bis 3 und lösen Sie die Anspannung wieder. Lassen Sie die Bauchmuskulatur ganz locker werden. Achten Sie auf die Veränderungen. Atmen Sie ruhig und gleichmäßig und genießen Sie die sich immer weiter ausbreitende Entspannung (30 Sek.).“
- „Wandern Sie nun mit Ihrer Aufmerksamkeit zum Gesäß und spannen Sie es an, indem Sie die Pobacken zusammenkneifen. Halten Sie die Spannung einen Augenblick (5 Sek.) und lassen Sie die Muskeln wieder ganz locker werden. Spüren Sie den Veränderungen hinterher und genießen Sie die immer tiefer werdende Entspannung (30 Sek.).“
- „Spannen Sie nun Ihr rechtes Bein an, indem Sie den rechten Fuß fest gegen den Boden pressen. Spüren Sie die Spannung, besonders im Oberschenkel (5 Sek.), und lösen Sie die Spannung wieder, lassen Sie das Bein ganz locker werden und spüren Sie, wie sich Ober-, Unterschenkel und Fuß entspannen (30 Sek.).“
- „Wiederholen Sie die Übung mit dem linken Bein. Pressen Sie den linken Fuß fest gegen den Boden und achten Sie auf die Spannung im Bein (5 Sek.). Lösen Sie die Spannung wieder. Lassen Sie das Bein ganz locker werden und genießen Sie die sich ausbreitende Entspannung (30 Sek.).“

- „Spannen Sie nun die Fuß- und Schienbeinmuskulatur des rechten Beines an, indem Sie das Bein leicht anheben, nach vorne strecken und die Zehenspitzen in Richtung Ihres Gesichts zeigen lassen (5 Sek.). Nun lösen Sie die Spannung wieder. Spüren Sie den Veränderungen hinterher und genießen Sie das Gefühl der Entspannung (30 Sek.)."
- „Wiederholen Sie die Übung mit dem linken Bein, strecken Sie es nach vorne und lassen Sie Ihre Zehenspitzen in Richtung Ihres Gesichts zeigen (5 Sek.). Nun lösen Sie die Spannung wieder und lassen die Entspannung Raum greifen. Lassen Sie beide Beine immer entspannter werden und achten Sie auf das Gefühl der Ruhe, das sich im ganzen Körper ausbreitet (30 Sek.)."
- „Wandern Sie nun in Gedanken noch einmal durch Ihren Körper und spüren Sie dabei, wie die Entspannung sich ausbreitet. Wenn Sie merken, dass Körperzonen noch nicht entspannt sind, so lassen Sie die Muskeln dort noch einmal bewusst locker. Beginnen Sie Ihre Reise bei den Füßen, die Beine hinauf, alles ist locker und entspannt. Weiter ins Gesäß, dann zum Bauch, zur Brust. Achten Sie noch einmal bewusst auf Ihre Atmung, nehmen Sie das Ein- und Ausströmen des Atems bewusst wahr und genießen Sie Ihre innere Ruhe und Entspannung. Wandern Sie über den Rücken in den Nacken, von dort ins Gesicht. Ist Ihre Stirn auch ganz glatt? Und alle Muskeln locker? Genießen Sie den Zustand der Entspannung. Wandern Sie zu den Schultern. Hängen sie ganz locker? Wandern Sie die Arme herab bis in die Hände und Fingerspitzen. Genießen Sie noch einen Moment die angenehme Entspannung und bleiben Sie einfach ganz ruhig sitzen (3 Min.)."
- „Beenden Sie nun die Entspannungsübung, indem Sie langsam von 3 rückwärts zählen. Bei 1 öffnen Sie bitte die Augen 3 ... 2 ... 1 ... und recken und strecken sich."

8.5 Übungsanleitung für die Kurzform (7 Minuten)

- „Setzen Sie sich bequem zurecht, schließen Sie Ihre Augen und richten Sie Ihre Aufmerksamkeit auf sich selbst. Versuchen Sie, Ihre Muskeln so locker wie möglich zu lassen (15 Sek.)."
- „Ballen Sie beide Hände zu Fäusten und spüren Sie die Anspannung in Ihren Händen und Unterarmen (5 Sek.). Jetzt lösen Sie die Fäuste wieder und spüren Sie, wie sich Ihre Hände und Unterarme entspannen.

Spüren Sie in die Finger hinein und lassen Sie jeden einzelnen ganz locker werden (30 Sek.)."

- „Richten Sie Ihre Aufmerksamkeit nun auf Ihre Arme und spannen Sie sie an, indem Sie beide Ellenbogen anwinkeln und die Oberarmmuskeln anspannen. Spüren Sie die Anspannung in der Oberarmmuskulatur (5 Sek.)? Nun lösen Sie die Spannung, indem Sie Ihre Arme wieder ablegen und alle Muskeln ganz lockerlassen. Spüren Sie, wie sich ein angenehmes Gefühl der Entspannung ausbreitet. (30 Sek.)."
- „Spannen Sie nun den Oberkörper an, indem Sie die Schultern nach vorne ziehen, den Atem im eigenen Rhythmus kurz anhalten und die Bauchdecke anspannen. Halten Sie die Anspannung einen Augenblick und spüren Sie die Spannung in Schultern, Brust und Bauch (5 Sek.). Lösen Sie nun die Spannung wieder, versuchen Sie die Schultern ganz locker zu lassen, ruhig und gleichmäßig zu atmen und genießen Sie die sich ausbreitende Entspannung (30 Sek.)."
- „Richten Sie Ihre Aufmerksamkeit nun auf Ihr Gesicht. Spannen Sie das Gesicht an, indem Sie die Stirn in Falten legen, die Nase rümpfen und den Mund zu einem Kussmund spitzen (5 Sek.). Lösen Sie die Spannung wieder. Lassen Sie die Stirn ganz glatt werden und auch um Nase und Mund alle Spannung aus dem Gesicht weichen (30 Sek.)."
- „Spannen Sie nun die Kieferpartie an, indem Sie die Backenzähne fest aufeinanderbeißen und die Lippen zu einem „Froschmaul" auseinanderziehen. Spüren Sie die Spannung einen Augenblick (5 Sek.) und lassen Sie den Kiefer und die Lippen wieder ganz locker werden. Spüren Sie den Veränderungen hinterher und genießen Sie, wie sich im Gesicht die Entspannung immer weiter ausbreitet (30 Sek.)."
- „Wandern Sie nun in Gedanken zu Nacken, Schultern und Rücken. Spannen Sie den Nacken an, als wollten Sie Ihren Kopf zur Brust ziehen, aber gleichzeitig verhindern, dass Ihr Kinn die Brust berührt. Ziehen Sie die Schultern nach hinten und bilden Sie ein leichtes Hohlkreuz, indem Sie die Brust nach vorne wölben und den Rücken gegen die obere Kante der Rückenlehne drücken (5 Sek.). Nun lösen Sie die Spannung wieder, lassen Sie die Schultern, den Nacken und den Rücken ganz locker werden. Achten Sie darauf, wie die Spannung weicht und sich ein angenehmes Gefühl der Entspannung ausbreitet (30 Sek.)."
- „Nun zu Gesäß und Beinen. Spannen Sie sie an, indem Sie die Pobacken zusammenkneifen und gleichzeitig beide Füße fest gegen den Boden pressen. Halten Sie die Spannung einen Augenblick (5 Sek.). Jetzt lassen

Sie die Muskeln wieder ganz locker werden. Spüren Sie den Veränderungen hinterher und genießen Sie die immer tiefer werdende Entspannung (30 Sek.)."

- „Spannen Sie nun die Fuß- und Schienbeinmuskulatur beider Beine an, indem Sie die Beine leicht anheben, nach vorne strecken und die Zehenspitzen in Richtung Ihres Gesichts zeigen lassen (5 Sek.). Lösen Sie die Spannung wieder. Lassen Sie die Entspannung Raum greifen. Lassen Sie beide Beine ganz locker werden und achten Sie auf das Gefühl der Ruhe, das sich im ganzen Körper ausbreitet (30 Sek.)."
- Beenden Sie die Entspannung, indem Sie langsam von 3 rückwärts zählen. Bei 1 öffnen Sie bitte die Augen ... 3 ... 2 ... 1 ... und recken und strecken sich."

8.6 Das Ruhebild

Am Ende der Lang- und Kurzform können Sie sich in Ihr Ruhebild vertiefen. Dieses ist eine Imaginationsübung (Vorstellung eines Bildes in der Fantasie), die der Vertiefung der Entspannung dient. Es kann nach längerer Übung aber auch für sich genutzt werden, manchen Menschen reicht dann bereits die Vorstellung des Ruhebildes, um Entspannung herbeizuführen. Wie die Muskelentspannung kann auch das Ruhebild im Alltag, in kleinen Pausen eingesetzt werden.

8.6.1 Wie entwickle ich mein Ruhebild?

Versuchen Sie sich an eine angenehme, atmosphärisch ruhige Situation zu erinnern. Empfehlenswert sind Momente in der Natur, in denen Sie sich sehr wohl gefühlt haben. Ideal kann ein Blick in einen Garten oder eine Urlaubslandschaft (Strand, Wiese, Wald, Berge) sein. Das Ruhebild sollte keine Handlung enthalten und auch keine anderen Menschen, da Sie sonst leicht von der Entspannung abgelenkt werden können. Beschränken Sie sich auf wenige Details, damit Sie sich nicht auf die Erinnerung von vielen Einzelheiten konzentrieren müssen. So können Sie das Gesamtbild besser genießen. Beliebt sind auch Ruhebilder, in denen Vogelstimmen zu hören sind oder schlafende oder weidende Tiere auftreten. Sie müssen sich nicht gleich auf ein Ruhebild festlegen. Probieren Sie gerne einige aus, bevor Sie sich entscheiden, welches Bild Sie beibehalten wollen.

8.6.2 Übungsanleitung für das Ruhebild (3 Minuten)

Bevor Sie die Entspannung beenden, beginnen Sie mit der Ruhebild-Übung:

- „Jetzt versetzen Sie sich bitte in Ihr Ruhebild (15 Sek.). Versuchen Sie, sich Ihr Ruhebild vorzustellen. Versuchen Sie, die Umgebung mit ihren Farben und Formen zu sehen (30 Sek.), die Geräusche zu hören (15 Sek.), Gerüche wahrzunehmen (15 Sek.) und Empfindungen auf der Haut zu spüren (15 Sek.) Genießen Sie Ihr Ruhebild und Ihre Entspannung (1,5 Min.).“
- „Lösen Sie sich nun langsam von Ihrem Ruhebild und kehren Sie in den Raum zurück. Beenden Sie die Entspannung, indem Sie langsam von 3 rückwärts zählen. Bei 1 öffnen Sie bitte die Augen ... 3 ... 2 ... 1 ... und recken und strecken sich.“

8.7 Protokolle zur progressiven Muskelentspannung

Im Anhang finden Sie ein Arbeitsblatt zur Entspannungsübung (Arbeitsblatt 7) und einen dazugehörigen Protokollbogen (Arbeitsblatt 8). Bitte füllen Sie den Protokollbogen zur progressiven Muskelentspannung vor und nach jeder Entspannungsübung aus.

Das Protokoll gibt Ihnen dann einen Überblick über Ihre Übungsfortschritte. Darüber hinaus schulen Sie durch die regelmäßigen Aufzeichnungen Ihre Fähigkeit zur Selbstbeobachtung.

8.8 Häufige Fragen bei der progressiven Muskelentspannung

8.8.1 Muss ich die Augen bei der progressiven Muskelentspannung schließen?

Wenn Sie die Augen bei der progressiven Muskelentspannung geschlossen halten, werden Sie weniger durch die Umgebung abgelenkt und können sich besser auf sich und die Übung konzentrieren. Auch wenn es sinnvoll ist, mit geschlossenen Augen zu üben, sollten Sie sich nicht unter Druck setzen. Wenn Sie sich mit geschlossenen Augen unwohl fühlen oder ängstigen, lassen Sie die Augen vorerst offen. Fixieren Sie in diesem Fall Ihren Blick auf einen Ruhepunkt im Raum oder an der Wand. Wenn Sie sich mit den Übungen und ihrem Umfeld vertraut gemacht haben und sich sicherer fühlen, probieren Sie einfach erneut, die Augen zu schließen.

8.8.2 Woran merke ich, dass ich entspannt bin?

Die Empfindungen bei Entspannung können sehr verschieden sein. Vielleicht fühlen sich Ihre Arme und Beine schwer an oder ganz leicht. Es kann Ihnen auch warm werden oder Sie haben das Gefühl, Ihre Hände bzw. Füße seien überdimensional groß. Möglich wäre auch ein Kribbeln in Händen und Füßen oder Magen- und Darmgeräusche.

8.8.3 Ich habe keine Veränderungen gespürt! Soll ich dennoch mit dem Üben weitermachen?

Die zuvor genannten Empfindungen bei Entspannung werden nicht immer und von allen Menschen gleich empfunden. Dies ist kein Grund zur Beunruhigung. Die Intensität der Empfindungen kann sehr variieren. Manche Menschen nehmen sie sehr stark wahr, andere kaum oder gar nicht. Manche nehmen nach längerem Training Zeichen der Entspannung wahr, andere nicht. Auch wenn Sie keine körperlichen Veränderungen wahrnehmen, kann die Übung entspannend wirken. Solange keine unangenehmen Empfindungen auftreten, kann das Training ohne Weiteres fortgesetzt werden.

8.8.4 Ich bekam während der Übung Angst. Woher kommt das und was kann ich dagegen tun?

Bisweilen werden Ängste oder andere unangenehme Empfindungen während der Entspannungsübung erlebt. Für ihr Auftreten gibt es verschiedene Ursachen. Während der Entspannungsübung richtet sich Ihre Wahrnehmung auf das körperliche Erleben. So können Sie Körperempfindungen, die Sie im Alltag kaum wahrnehmen, sehr intensiv erleben. Bewerten Sie diese Körperempfindungen als gefährlich, so kann dies den „Teufelskreis der Angst“ (Kapitel 3.3 „Teufelskreis der Angst“) auslösen. Nicht selten schweifen Gedanken während einer Entspannungsübung ab. Treten angstvolle Gedanken auf, so kann dieser Teufelskreis in Gang gesetzt werden.

Auch wenn Sie sich rundum wohl fühlen, kann im Übergang zur Entspannung eine plötzliche Panikattacke auftreten. Kurzfristig auftretende körperliche Entspannungsphänomene können bisweilen unangenehm empfunden werden und Angst auslösen. Versuchen Sie herauszufinden, welche Ursachen für Sie zutreffen. Das ist nicht immer einfach. Wenn Sie die Entspannungsmethode in einer Gruppe lernen, können Sie das Problem auch dort ansprechen.

Betrachten Sie Ihre Ängste nicht als Hindernis für das Entspannungsverfahren. Je mehr Sie lernen, Ihre Ängste zu verstehen, desto weniger stehen sie Ihnen bei Entspannungsverfahren und anderen wohltuenden Aktivitäten im Wege. Wenn Sie merken, dass während der Entspannung Ängste auftreten, sollten Sie ruhig sitzen oder liegen bleiben und die Entspannungsübung gedanklich unterbrechen. Fragen Sie sich stattdessen, was nun den Teufelskreis der Angst in Gang gesetzt hat, und wenden Sie die Strategien der Angstbewältigung (Kapitel 4 „Wie gelingt Selbsthilfe bei Angststörungen?“) an. Wenn Sie sich wieder ruhiger fühlen, können Sie die Entspannungsübung fortsetzen.

Wenn Sie sich von der vorgeschlagenen Vorgehensweise überfordert fühlen, können Sie überlegen, professionelle Unterstützung in Anspruch zu nehmen.

8.8.5 Ich bekam während oder nach der Übung Schmerzen – was kann ich dagegen tun?

Durch die verstärkte Körperwahrnehmung kann es vorkommen, dass Verspannungen, die bereits vor der Entspannungsübung bestanden, schmerzhaft wahrgenommen werden. Manchmal geht auch das Lösen von Verkrampfungen mit Schmerzen einher. Bei weiterer Anwendung des Verfahrens werden sich durch die Vertiefung der Entspannung auch die Schmerzen vermindern und mit der Zeit verschwinden.

Möglicherweise resultieren die Schmerzen, insbesondere Rückenschmerzen, auch aus einer ungünstigen oder ungewohnten Sitzhaltung. Probieren Sie in dem Fall, Ihre Sitzhaltung zu verändern oder machen Sie die in Textkasten 17 beschriebene Rückenübung. Wenn die Schmerzen auf diese Weise nicht mit der Zeit nachlassen sollten, versuchen Sie im Liegen zu üben.

Textkasten 17: Rückenübung

- Richten Sie sich im Sitzen auf, atmen Sie ein und strecken Sie den Rücken durch.
- Halten Sie die Spannung einige Sekunden.
- Lösen Sie die Spannung wieder.
- Sinken Sie in sich zusammen, bis Sie eine angenehme Oberkörperhaltung erreicht haben.
- Wiederholen Sie diese Übung einige Male.

Sollten Sie unter akuten oder chronischen Schmerzen aufgrund einer Erkrankung oder Verletzung leiden, ist die Vorgehensweise anders. Lassen Sie die Anspannung von den Muskelgruppen, die Schmerzen auslösen oder schmerzverstärkend seien können, bei der Entspannungsübung aus. Für Menschen mit Rückenschmerzen sind dies z. B. die Übungen mit Rückenbeteiligung. Auch wenn Sie in diesem Fall nicht alle Übungen machen können, ist die Fortsetzung der progressiven Muskelentspannung zur Verringerung der inneren Anspannung hilfreich.

Grundsätzlich können auch Patienten mit Migräne, chronischen Rückenschmerzen oder anderen Schmerzerkrankungen die progressive Muskelentspannung hilfreich anwenden. Lassen Sie sich ggf. von einem Psychotherapeuten zu dem Thema beraten, der sich mit der Behandlung von Schmerzen auskennt.

8.8.6 Wie schaffe ich es, mich besser zu konzentrieren und nicht so leicht ablenken zu lassen?

Viele Menschen, die ein Entspannungsverfahren lernen, können sich anfangs nicht gut auf sich selbst konzentrieren. Es ist nicht einfach, dies über 15 Minuten zu tun: Außengeräusche, Körperempfindungen oder abschweifende Gedanken können leicht von der Entspannungsübung ablenken. Setzen Sie sich nicht unter Druck und haben Sie Geduld mit sich. Ärgern Sie sich nicht über sich selbst, sondern setzen Sie die Übung immer dort fort, wo Sie abgelenkt wurden. Erinnern Sie sich nicht mehr genau, an welcher Stelle Sie von der Übung abgeschweift sind, grübeln Sie nicht lange. Es schadet nicht, wenn Sie eine Übung doppelt machen oder versehentlich etwas auslassen, wichtig ist, dass Sie die Übung weiterführen. Dann werden Sie mit der Zeit eine Entspannung wahrnehmen.

8.8.7 Was hilft mir dabei, den Übungsablauf besser im Kopf zu behalten?

Manchen hilft es, sich die Anweisungen für die Muskelentspannung durch innerliches Sprechen oder Flüstern selbst vorzusprechen. Auch eine selbst aufgenommene Anleitung, die man sich zu Hause beim Üben vorspielt, kann nützlich sein.

Eine weitere Möglichkeit ist, sich eine CD mit Anleitungen zur progressiven Muskelentspannung im Buchhandel zu kaufen. Bei den Aufnahmen variieren die Anleitungen allerdings oft von der oben ausgeführten Variante.

Wir empfehlen eher, auf Aufnahmen zu verzichten und sich die Übungen Schritt für Schritt einzuprägen und zu verinnerlichen. So ist man unabhängig von Tonbandgeräten und kann die Entspannung jederzeit ausführen.

8.8.8 Warum beginnt man mit der dominanten Hand?

Als dominante Hand bezeichnet man die bevorzugt benutzte Hand. Dies ist für die Rechtshänder also die rechte Hand, für Linkshänder entsprechend die linke.

Es wird davon ausgegangen, dass die dominante Hand und auch das entsprechende Bein empfindungsreicher sind als die nichtdominante Seite, sodass der Beginn mit dieser zu einer von Beginn an stärkeren Empfindung von An- und Entspannung einhergeht.

8.8.9 Kann ich nicht gleich die Kurzform üben?

Das ist nicht zu empfehlen. Da es leichter fällt, sich auf einen kleinen Bereich des Körpers zu konzentrieren, trainiert man anfangs mit möglichst kleinen Muskelgruppen. Diese werden aber nur in der Langform angesprochen.

Erst wenn Sie Anspannung und Entspannung besser wahrnehmen können und eine tiefere Entspannung erreichen, sollten Sie die verkürzte Variante anwenden.

8.8.10 Wie kann ich das Verfahren in der Öffentlichkeit anwenden?

Es fällt im Alltag meistens kaum auf, wenn Sie die Hände zu Fäusten ballen. Probieren Sie einmal die Oberarmmuskeln anzuspannen, ohne den Körper dabei merklich zu bewegen. Sie werden spüren, es geht. Leicht bewegte Schultern, Nacken, Rücken und kurzfristig angehaltener Atem fallen auch nicht auf.

Die Gesichtsübung lässt sich dagegen kaum unauffällig gestalten. Vielleicht verzichten Sie in öffentlichen Situationen auf das Anspannen der Gesichtsmuskulatur und versuchen nur, sie bewusst zu entspannen. Die Rücken-, Gesäß- und Beinübungen lassen sich wieder kaum sichtbar ausführen.

8.8.11 Ich schlafe beim Üben ein – ist das gut, weil es zeigt, dass ich mich entspannt habe?

Es kann passieren, dass Sie bei der Entspannungsübung einschlafen, die progressive Muskelentspannung wird in leicht veränderter Form auch bei Schlafstörungen angewendet. Aber in Bezug auf das Herbeiführen und Erleben von Entspannung ist das Einschlafen nicht der Sinn der Sache. Wenn Ihnen die Übungen gut gelingen, fühlen Sie sich im Anschluss ausgeruht und erfrischt, auch ohne dass Sie geschlafen haben! Falls Sie zum Einschlafen während der Übung neigen, gestalten Sie sich die Situation am besten weniger gemütlich. Und üben Sie dann besser nicht kurz vor dem Schlafengehen, sondern zu einer anderen Tageszeit.

8.8.12 Wie lange muss die progressive Muskelentspannung geübt werden?

Sie sollten die progressive Muskelentspannung möglichst so lange täglich üben, bis Sie in der Lage sind, diese ohne Probleme durchzuführen und sich fast überall und jederzeit entspannen zu können. Dann haben Sie das Ziel dieser Entspannungsmethode erreicht. Die meisten Menschen brauchen mehrere Wochen dafür.

Mit der Muskelentspannung ist es dann wie mit dem Radfahren oder Schwimmen: Sie werden es nicht mehr verlernen. Sie sollten aber ein wenig in Übung bleiben, sich also auch dann gelegentlich die Zeit zum Entspannen nehmen, wenn Sie sich nicht gestresst fühlen.

Wenn Sie sich dann wieder einmal angespannt, gestresst oder abgespannt fühlen, können Sie auf die Muskelentspannung zurückgreifen und sie wieder regelmäßig anwenden.

9 Achtsamkeit

An den Beginn unseres Buches haben wir dieses Zitat von Thich Nhat Hanh gestellt: „Wenn Du Angst vor der Angst hast, kann sie Dich überwältigen. Aber wenn Du sie ruhig zu Dir einlädst und ihr in Achtsamkeit zulächelst, wird ihre Stärke nachlassen.“ Diese Haltung kennzeichnet die Achtsamkeit, bei der es im Kern darum geht, mit der Aufmerksamkeit im Hier und Jetzt zu bleiben und nicht in die Vergangenheit oder die Zukunft abzuschweifen. Dieses Prinzip finden Sie auch in den Regeln 3 bis 6 der „10 goldenen Regeln zur Angstbewältigung“: Steigern Sie sich in Angstsituationen nicht selbst in noch größere Ängste hinein, durch Gedanken wie: „Was wird geschehen?“; konzentrieren Sie sich stattdessen auf das, was um Sie herum und mit Ihrem Körper gerade jetzt geschieht – nicht auf das, was in Ihrer Vorstellung noch alles geschehen könnte; bleiben Sie in der Realität, versuchen Sie nicht, Ihre Angst zu unterdrücken, akzeptieren Sie Ihre Angst; beobachten Sie, wie die Angst von selbst wieder abnimmt, steigern Sie sich gedanklich nicht weiter in die Angst hinein („Angst vor der Angst“).

Über die Anwendung solcher Prinzipien zur Bewältigung von Ängsten hinaus kann es hilfreich sein, sich vertieft mit dem Thema Achtsamkeit auseinanderzusetzen. Die Schulung einer achtsamen Haltung kann Sie dabei unterstützen, bewusster als bisher durch Ihr Leben zu gehen und hierdurch auch einen hilfreichen Umgang mit dem Erleben von Angst und Panik zu entwickeln. Wir alle haben die Fähigkeit, achtsam zu sein, das heißt unsere Aufmerksamkeit auf das zu richten, was wir genau in diesem Moment wahrnehmen. Doch die meiste Zeit schweifen wir wieder ab, weil das, was wir sehen, hören, fühlen und denken, eine Flut von Bewertungen nach sich zieht. Damit sind wir nicht wirklich bei dem, was geschieht, sondern bei dem, was wir denken oder befürchten, was alles geschehen könnte. Der Unterschied zwischen „im gegenwärtigen Moment aufmerksam sein“ und „sich in Gedanken zu verlieren“ ist vielen Menschen gar nicht bewusst. Dieses kann dazu führen, dass sie ihre Gedanken für Tatsachen halten, ohne sie in Frage zu stellen. Wenn Sie selber von einer Angststörung betroffen sind, kennen Sie wahrscheinlich Momente, in denen Angst und Panik den Raum Ihres inneren Erlebens ausfüllen, so wie es das nachfolgende Gedicht in treffender Weise beschreibt.

Das Gasthaus
Das menschliche Dasein gleicht einem Gasthaus.
Jeden Morgen ein neuer Gast.
Freude, Traurigkeit und Niedertracht –
auch ein kurzer Moment von Achtsamkeit
stehen unerwartet vor der Tür.
Heiße sie willkommen und bewirte sie alle!
Selbst wenn es eine Schar von Sorgen ist,
die rücksichtslos durchs Haus dir fegt
und es seiner Möbel entledigt,
selbst dann behandele jeden Gast respektvoll.
Vielleicht reinigen sie dich und schaffen Raum
für neue Freude.
Dem dunklen Gedanken, der Scham, der Bosheit –
begegne ihnen lachend an der Tür
und lade sie zu dir ein.
Danke jedem für sein Kommen,
denn sie alle haben dir etwas
Wichtiges mitzuteilen.

(Inspiriert nach Rumi)

In Momenten eines starken Panikerlebens ein guter Gastgeber zu sein und die Angst willkommen zu heißen, stellt für viele Betroffene eine Herausforderung dar. Allzu oft möchten wir nicht der Mensch sein, der so fühlt, und die „Gäste" am liebsten auf der Stelle wieder fortjagen. Wie Sie bereits im Kapitel 4 „Wie gelingt Selbsthilfe bei Angststörungen?" erfahren haben, ist es jedoch längerfristig nicht hilfreich, die Angst zu unterdrücken oder zu vermeiden. Hier kann Ihnen die Achtsamkeit wie eine gute Freundin zur Seite stehen. Entgegen einer geläufigen Meinung ist Achtsamkeit keine Technik, sondern vielmehr eine innere Haltung, die beinhaltet, alle Erfahrungen anzunehmen, so wie sie sich gerade zeigen. Sie lädt uns ein, mit der Erfahrung des gegenwärtigen Moments in Kontakt zu treten und dieser freundliche Offenheit entgegenzubringen, so gut dies gerade möglich ist – selbst dann, wenn die augenblickliche Erfahrung unerwünscht ist. Achtsamkeit umfasst also ein Präsentsein, das nichts ausklammert, nichts erstrebt. Bezogen auf das Erleben von Angst bedeutet das, die Angst zu spüren, sich dafür zu öffnen, sie in all ihren Facetten wahrzunehmen und anzunehmen. Wie Sie in Abbildung 1-4 („Die vier Anteile der Angst") sehen können, äußert sich Angst auf verschiedenen Ebenen, in Form von Körperreaktionen, Gefühlen, Gedanken und Verhaltensimpulsen. Wie sich dies bei Ihnen zeigt, lässt sich mit Hilfe einer achtsamen Haltung näher erforschen. Wenn Sie also die Angst vor einem Vortrag achtsam wahrnehmen, könnten Sie beispielsweise feststellen, dass Ihr Herz schneller schlägt und Ihre Hände zittern. Sie könnten fühlen, wie Panik in Ihnen aufsteigt. In der Folge zeigen sich Gedanken, dass die Zuhörer bemerken könnten, dass Sie aufgeregt sind, und Sie nicht ernst nehmen könnten. Es könnte der Impuls entstehen, am liebsten flüchten zu wollen. All das wahrzunehmen, ohne den Gedanken und den Impulsen nachzugeben, und sich erlauben, so zu fühlen und zu denken, beinhaltet Achtsamkeit. Lassen Sie uns an dieser Stelle auf der Basis von Achtsamkeit noch einmal gemeinsam auf diese vier Anteile der Angst blicken.

Durch das achtsame Wahrnehmen von Körperreaktionen können Sie ein Gespür dafür entwickeln, mit welchen körperlichen Empfindungen Angst einhergeht. Mit zunehmender Übung kann es eine Unterstützung sein, diese Empfindungen als einen Bestandteil der Alarmreaktion anzuerkennen, um gedanklich rasch wieder aus dem Angstkreislauf auszusteigen. Wie schon erwähnt setzt dies die Bereitschaft voraus, die Körperempfindungen zu spüren und ihnen zu erlauben, da zu sein, auch wenn sie unerwünscht sind. Letztendlich ist das Fühlen der Angst das Schlimmste, was Ihnen hierbei passieren kann. Ein erster Schritt in diese Richtung kann darin bestehen, dass Sie sich im Alltag immer wieder einmal dazu einladen, wahrzunehmen, wie Sie sich gerade bewegen, wie Sie dastehen oder sitzen.

Der achtsame Umgang mit Gefühlen erleichtert es Ihnen, sich weniger in deren Erleben zu verstricken. Das Erleben intensiver Angstgefühle führt nicht selten dazu, dass sich der Betroffene wie in den Strudeln eines Wasserfalls von der Angst überflutet fühlt und sich mit dem Erleben des Gefühls identifiziert. Mit Hilfe des achtsamen Beobachtens ist es möglich, sozusagen hinter den Wasserfall zu treten, statt sich von ihm mitreißen zu lassen. Hinsichtlich des Erlebens von Angst bedeutet das: „Da ist Angst, aber ich bin nicht meine Angst." Es geht darum, präsent zu sein, die Angst zu benennen und anzuerkennen, ohne sich mit ihr zu identifizieren. Im Falle einer starken Angstattacke kann es hilfreich sein, zwei bis drei tiefe Atemzüge zu machen, um das dem Parasympathikus zugeordnete Beruhigungssystem zu unterstützen.

Achtsamkeit gegenüber Gedanken kann Sie unterstützen, nicht durch die Brille der Angst auf das eigene Leben zu blicken. Was wir denken, stellen wir häufig gar nicht in Frage, stattdessen halten wir es für wahr und für relevant. Dabei sind etwa 90 % der täglichen Gedanken nicht wirklich bedeutsam für unseren Alltag und unser Leben. Dafür, dass negative Gedanken stark in den Fokus unserer Aufmerksamkeit treten, ist die entwicklungsgeschichtliche Prägung des menschlichen Gehirns mitverantwortlich. Um uns vor Gefahren zu schützen, ist es darauf ausgerichtet, Bedrohungen rasch wahrzunehmen. Aus demselben Grund bleiben uns negative Erfahrungen viel länger im Gedächtnis als positive. Man spricht in diesem Zusammenhang auch von der Negativitätstendenz der Wahrnehmung. Das regelmäßige Praktizieren von Achtsamkeitsübungen schafft immer mehr Bewusstheit für das reflexartige, automatisierte Denken. Mit Hilfe einer achtsamen Haltung können wir bemerken, dass das, was wir denken, durch unsere Stimmung, Vorerfahrungen und Befürchtungen geprägt ist. Wir können erfahren, dass Gedanken keine Tatsachen sind, auch nicht die, die vorgeben, es zu sein. Achtsamkeit beinhaltet, die Gedanken als Gedanken wahrzunehmen, als flüchtige Erfahrungen, die entstehen, da sind und wieder vergehen, wenn wir sie nicht weiter durch Widerstand und Bewertungen verstärken, sondern ihnen mit Offenheit und Akzeptanz begegnen. Eine häufig verwendete Metapher lädt in diesem Sinne dazu ein, Gedanken wahrzunehmen und sie wie Wolken am Himmel vorbeiziehen zu lassen. In Bezug auf Angst begleitende Katastrophengedanken heißt das, diese als solche bewusst wahrzunehmen, statt sich von ihnen in eine Gedankenspirale hineinziehen zu lassen. Auch hier besteht eine Verknüpfung zu den „10 goldenen Regeln zur Angstbewältigung“: Bleiben Sie mit der Aufmerksamkeit bei dem, was gerade tatsächlich geschieht! Wenn Sie sich in Ihren Gedanken verlieren, kann es hilfreich sein – ähnlich wie beim achtsamen Umgang mit Gefühlen –, die Aufmerksamkeit für einige Atemzüge bewusst auf den Atem oder auf das Hören zu lenken und mit der Wahrnehmung für einige Augenblicke dort zu verweilen, um danach mit Ihrer Aufmerksamkeit wieder zurückzukehren zum gegenwärtigen Geschehen.

Das Bemerken von Verhaltensimpulsen und -gewohnheiten durch achtsames Innehalten kann dazu beitragen, Auswirkungen des Verhaltens auf die Angst näher zu erforschen. Das damit verbundene Bewusstsein für den gegenwärtigen Moment unterstützt die Wahrnehmung dafür, welches Verhalten die Angst aufrechterhält. Bezogen auf das Reagieren in Angstsituationen kann achtsames Innehalten sozusagen einen Zwischenraum entstehen lassen. Im Sinne einer Einladung für hilfreiches Handeln bietet dieser Zwischenraum die Gelegenheit, wenig unterstützende Gewohnheiten zu unterbrechen. Sich selber in Momenten der Angst wie eine gute Freundin oder ein guter Freund beiseitezustehen, basiert auf einer offenen, freundlichen Haltung (im Unterschied zu der weitverbreiteten Haltung des inneren Kritikers). Man spricht in diesem Zusammenhang auch von einer selbstmitfühlenden Haltung.

Achtsamkeit erlernen

Die „Achtsamkeitsbasierte Kognitive Therapie“ (Mindfulness-Based Cognitive Therapy - MBCT) nach Segal, Williams und Teasdale zählt zu den achtsamkeitsbasierten Therapieansätzen in der Verhaltenstherapie. Sie basiert unter anderem auf dem von Jon Kabat-Zinn entwickelten Acht-Wochen-Programm „Stressbewältigung durch Achtsamkeit“ (Mindfulness-Based Stress Reduction - MBSR). Das regelmäßige Üben von Achtsamkeit ist ein wichtiger Bestandteil von MBCT und MBSR. Dies umfasst verschiedene Formen der Achtsamkeitsmeditation und Achtsamkeitsübungen im Alltag, welche sinngemäß den „Achtsamkeitsmuskel“ trainieren. Zu den Übungen zählen der Bodyscan (eine Körpermeditation), die Atemmeditation und die Praxis des achtsamen Bewegens. Achtsamkeit im Alltag lässt sich bei wiederkehrenden Tätigkeiten wie Treppensteigen, Zähneputzen oder Teetrinken üben. Sie können das selber einmal ausprobieren, indem Sie den einzelnen Handlungsschritten bewusst Aufmerksamkeit entgegenbringen und die mit ihnen verbundenen Empfindungen wahrnehmen. Wann immer Sie bemerken, dass Sie abgelenkt sind, beginnen Sie einfach wieder aufs Neue, Ihre Wahrnehmung freundlich und offen auf die von Ihnen gewählte Alltagstätigkeit auszurichten. Sie entwickeln so längerfristig Schritt für Schritt mehr Präsenz im Alltag.

Wer unter akuten Ängsten leidet und bisher noch keine Erfahrungen mit Achtsamkeitsübungen gesammelt hat, sollte erst damit beginnen, nachdem er eine akute Krise bewältigt und wieder Stabilität erlangt hat. Die Praxis der Achtsamkeit öffnet dem Übenden einen Wachstumsraum, der über die Akutbehandlung hinausreicht und zu einer längerfristigen Stabilität beitragen kann.

Empfehlenswert ist die Teilnahme an einem Kurs bei einem zertifizierten Lehrer bzw. Therapeuten (siehe Adressen im Kapitel 11). Sollte chronischer Stress dazu geführt haben, dass Sie eine Angststörung entwickelt haben, kann Sie ein Acht-Wochen-Kurs in „Stressbewältigung durch Achtsamkeit" (MBSR) unterstützen, einen Weg aus der Stressspirale herauszufinden. Sollte ein negativer, grüblerischer Denkstil ein wesentlicher Bestandteil Ihres Angsterlebens darstellen, empfiehlt sich erfahrungsgemäß eher die „Achtsamkeitsbasierte Kognitive Therapie" (MBCT). Die endgültige Endscheidung sollte im Rahmen eines ausführlichen Vorgesprächs erörtert werden. Eine Voraussetzung für die Teilnahme an beiden Programmen ist, die erlernten Meditationen und Übungen während des Kurses täglich zu praktizieren und in den Alltag zu integrieren. Um längerfristig von der Teilnahme zu profitieren, ist es erforderlich, auch über diesen Zeitraum hinaus regelmäßig weiter zu üben und der Achtsamkeit immer mehr einen Platz im eigenen Leben zu geben.

10 Selbsthilfeangebote

Die Förderung des Selbsthilfepotenzials hat einen wichtigen Stellenwert bei der Bewältigung von Angsterkrankungen und der Stabilisierung von psychotherapeutischen Behandlungserfolgen. Allgemein lassen sich drei Formen von Selbsthilfeangeboten unterscheiden:

- Selbsthilfegruppen
- Selbsthilfeangebote im Internet
- Bibliotherapie

Auf diese unterschiedlichen Selbsthilfeformen wird in den nachfolgenden Abschnitten näher eingegangen.

10.1 Selbsthilfegruppen

Selbsthilfevereinigungen und -gruppen sind ein fester Bestandteil des Gesundheitswesens. Man unterscheidet zwischen landesweiten Selbsthilfevereinigungen und regionalen Selbsthilfegruppen. Deren thematische und strukturelle Vielfalt ist groß. Viele Gruppen arbeiten für sich, andere suchen den Kontakt zur Öffentlichkeit. Manche Selbsthilfegruppen bestehen in institutionalisierter Form und bieten Außenstehenden Dienstleistungen an, wie z.B. Beratung und Informationen oder regelmäßige Sprechstunden.

In Selbsthilfegruppen treffen sich Menschen mit ähnlichen Problemen, Anliegen und Zielen. Sie tauschen sich miteinander aus und unterstützen sich gegenseitig (Textkasten 18). Der Ablauf der Treffen wird individuell gestaltet, denn jede Gruppe ist anders und verfolgt unterschiedliche Ziele. Gemeinsam ist allen Selbsthilfegruppen, dass sich ihre Teilnehmer in regelmäßigen Abständen zu festen Zeiten (z.B. alle 14 Tage) treffen. Sie versuchen, sich gemeinsam bei der Bewältigung ihrer Probleme zu unterstützen. Das Aufsuchen von Selbsthilfegruppen kann ergänzend zu psychotherapeutischen Behandlungsangeboten erfolgen. Ein Teil der Selbsthilfegruppen nutzt die Zusammenarbeit mit Ärzten oder Psychologen oder lässt sich bei Bedarf von diesen beraten.

Textkasten 18: Beispiele für Unterstützung durch Selbsthilfegruppen

- Regelmäßiger Kontakt zu anderen Menschen mit ähnlichen Problemen
- Sich gegenseitig Mut machen und unterstützen
- Von anderen lernen, sich die Bewältigung von eigenen Ängsten zuzutrauen
- Sich gegenseitig zu konkreten Veränderungen motivieren
- Orientierung durch Weitergabe von Informationen, zum Beispiel über die verschiedenen professionellen Therapieangebote
- Verminderung von Einsamkeit, hierdurch Verbesserung der Lebensqualität
- Den Umgang mit anderen Menschen üben, z.B. lernen über persönliche Themen zu sprechen und anderen zuzuhören
- Austausch über eigene Ängste und Unsicherheiten
- Voneinander lernen, mit schwierigen Situationen im Leben umzugehen, diese zu verändern oder zu akzeptieren

Die einzelnen Selbsthilfegruppen für Menschen mit Angststörungen verfolgen recht unterschiedliche Zielsetzungen.

- In einigen Gruppen steht der Austausch der Betroffenen untereinander im Vordergrund.
- Andere Gruppen arbeiten sehr strukturiert und sind darauf ausgerichtet, ihre Angstprobleme aktiv zu bewältigen. In diesen übungsorientierten Selbsthilfegruppen befinden sich zumeist auch psychotherapieerfahrene Teilnehmer.
- Einige Selbsthilfegruppen planen auch außerhalb ihrer regelmäßigen Treffen gemeinsame Übungen und soziale Aktivitäten, um ihren eigenen Aktionsradius bezogen auf die Ängste zu erweitern und sich aus ihrer sozialen Isolation herauszubewegen.
- Eine feste Struktur innerhalb der Selbsthilfegruppensitzungen ist aus unserer Sicht empfehlenswert. Ohne diese besteht die Gefahr, dass sich die Gruppen aufgrund ihrer „Unverbindlichkeit" nach einiger Zeit wieder auflösen und/oder kaum an konkreten Veränderungen arbeiten. Letzteres ist gerade in Bezug auf Gruppen für Menschen mit Angststörungen schade, da durch kontinuierliches, wiederholtes Üben eine dauerhafte Angstreduktion erreicht werden kann.

In **Tabelle 10-1** wird eine mögliche Grundstruktur einer problemlöseorientierten Selbsthilfegruppensitzung dargestellt. Eine solche Struktur hilft dabei, gemeinsam an Veränderungen zu arbeiten. Sie hat sich besonders dann bewährt, wenn ein Teil der Teilnehmer bereits über verhaltenstherapeutische Vorerfahrungen verfügt.

Sollten Sie selbst eine Selbsthilfegruppe gründen wollen, können Sie dieses Schema in Ihrer Gruppenarbeit nutzen. Informationen dazu, wie Sie Kontakt zu Selbsthilfegruppen in der Nähe Ihres Wohnorts herstellen können, finden Sie im letzten Kapitel dieses Buches (Kapitel 10.2).

Tabelle 10-1: Leitfaden für eine Selbsthilfe-Gruppensitzung

1. Festlegung des Gruppenleiters
In jeder Sitzung übernimmt abwechselnd einer der Teilnehmer die Rolle des Gruppenleiters. Diese beinhaltet die folgenden Aufgaben: • Moderieren des kurzen Erfahrungsaustauschs (siehe Punkt 3). • Themen der einzelnen Teilnehmer sammeln und Zeiteinteilung (wie viel Zeit etwa für die einzelnen Themen?) gemeinsam mit der Gruppe festlegen (siehe Punkt 4). • Auf die Einhaltung von Zeit und Themen achten, das heißt den «roten Faden» bewahren.
2. Einstiegsrunde mit Blitzlicht
Das Blitzlicht umfasst eine kurz gefasste Runde zur aktuellen Befindlichkeit der einzelnen Gruppenmitglieder. Die Redezeit der einzelnen Personen sollte eher kurz sein (je nach Gruppengröße 2–3 Minuten).
3. Erfahrungsaustausch über eigene neue Erfahrungen bei der Angstbewältigung seit dem letzten Treffen
Nachbesprechung der seit der letzten Gruppensitzung durchgeführten Übungen: • Welche Ziele wurden erreicht? • Was klappte gut? • Wobei bestanden Schwierigkeiten? • Welche neuen Erfahrungen wurden gesammelt? • Wie gelang die Anwendung der „10 goldenen Regeln zur Angstbewältigung“? • Welche anderen Aktivitäten wurden durchgeführt? • Dabei achtet der Gruppenleiter darauf, dass alle Teilnehmer zu Wort kommen und dass die Zeit eingehalten wird (z. B. maximal 5 Minuten für jedes Gruppenmitglied).

4. Themen/Anliegen für das aktuelle Treffen sammeln

Der Gruppenleiter sammelt die Anliegen, die die einzelnen Teilnehmer während der heutigen Sitzung besprechen oder bearbeiten möchten.
Beispiel für Themen:

- Nicht gelungene Übungen;
- Neu aufgetauchte Schwierigkeiten bei der Angstbewältigung;
- Bevorstehende Situationen, die mit Angst besetzt sind;
- Unsicherheiten oder Unwissenheiten im Umgang mit der Angst.

Anschließend legt die Gruppe gemeinsam fest, welche der Anliegen bearbeitet werden sollen und wie viel Zeit dafür einzuplanen ist.
Außerdem kann die Möglichkeit gegeben werden, sich in der Gruppe über andere Lebensprobleme auszutauschen. Dieses kann dann z.B. am Schluss im Rahmen einer offenen Gesprächsrunde erfolgen.

5. Bearbeiten der Themen

- Der Teilnehmer, der das Anliegen einbringt, schildert als ersten Schritt den anderen Gruppenmitgliedern, worum es genau geht (Ort, Zeit, Handlung, eigentliches Ziel, eigenes Verhalten, Stärke des Angsterlebens, körperliche Symptome, Befürchtungen, Vermeidungstendenzen, ggf. Verhalten beteiligter Personen, Nachwirkungen der Situation).
- Die anderen Gruppenmitglieder sind anschließend aufgefordert, Fragen zu stellen, wenn sie die geschilderte Problematik nicht genau nachvollziehen können.
- Danach erfolgt die Festlegung eines angestrebten Veränderungsziels.
- Daran schließt sich das Sammeln konstruktiver Umsetzungsvorschläge an, aus denen der Betroffene die für ihn beste Lösungsmöglichkeit auswählt.
- Als letzter Schritt werden die konkreten Veränderungsschritte bis zum nächsten Treffen festgelegt.

6. Konstruktive Rückmeldung an den Gruppenleiter

Am Ende der Sitzung erhält der Gruppenleiter von den anderen Gruppenmitgliedern auf Wunsch eine Rückmeldung, wie er die Gruppe geleitet hat. Die Rückmeldung sollte hervorheben, was den Anderen positiv aufgefallen ist. Anschließend können Vorschläge, wie etwas an der Leitung in Zukunft verändert werden könnte, konstruktiv besprochen werden.

7. Abschlussrunde mit Blitzlicht

Kurzer Austausch darüber, wie sich die einzelnen Gruppenmitglieder am Ende der Sitzung fühlen, und was sie sich bis zum nächsten Mal vornehmen wollen.

10.2 Selbsthilfeangebote im Internet

Das Internet stellt für Betroffene eine gute Möglichkeit dar, um regionale Selbsthilfegruppen und Behandlungsmöglichkeiten in Erfahrung zu bringen. Zusätzlich kann es als Quelle genutzt werden, um sich über Angststörungen und damit in Verbindung stehende Problembereiche zu informieren. Auf den einzelnen Webseiten findet sich ein breites Informationsangebot von Experten, Kliniken, Fachgesellschaften, der Pharmaindustrie und von Betroffenen selbst. Ferner bietet das Internet verschiedene Angebote, um mit anderen Betroffenen in Kontakt zu treten. Dabei wird im Allgemeinen unterschieden zwischen:

- Selbsthilfe-Mailinglisten: Diskussionsforen, in denen nur nach vorheriger Registrierung Informationen weitergegeben werden,
- Selbsthilfe-Newsgroups: öffentliche Diskussionsforen, in denen auch eigene Beiträge veröffentlicht werden können,
- Selbsthilfe-Chats: Foren zur direkten Kommunikation mit anderen Betroffenen.

Unter der Internetadresse https://www.nakos.de/themen/internet/ finden Sie Hinweise zum Themenbereich „Selbsthilfe“ im Internet. Zusätzlich können Sie über die NAKOS-Homepage Informationsmaterial zum Thema „Selbsthilfe“ herunterladen oder bestellen. Eine andere Möglichkeit ist die Online-Selbsthilfe an der Universität Bern (www.online-therapy.ch).

10.3 Bibliotherapie

Unter Bibliotherapie versteht man das Lesen und Lernen von medizinischen und psychologischen Ratgebern, die für Betroffene verfasst wurden. Das Ziel besteht darin, dass Sie sich über Ihre Erkrankungen informieren und Ihre Selbsthilfemöglichkeiten erweitern. Fallbeispiele helfen dabei, sich persönlich in den Informationen wiederzuerkennen.

Durch die vermittelten Inhalte erleben Sie auch, dass Sie mit der eigenen Erkrankung nicht alleine dastehen. Die Informationen unterstützen die Akzeptanz für die eigene Problematik. Durch das Aufzeigen von Möglichkeiten der Problembewältigung können Sie einen positiven Umgang mit Ihrer Angsterkrankung entwickeln.

Diese Bücher bieten auch denjenigen Betroffenen Unterstützung, deren Möglichkeiten begrenzt sind, psychotherapeutische Unterstützung in Wohnortnähe aufzusuchen. Neben der Anwendung in reiner Selbsthilfe, kann Bibliotherapie auch im Rahmen von Psychotherapien eingesetzt werden oder eine Wartezeit auf eine solche sinnvoll überbrücken.

Der folgende Textkasten 19 zeigt, in welchen Abstufungen Bibliotherapie Anwendung findet. Buch-Empfehlungen finden Sie im Kapitel 11.2

Textkasten 19: Anwendungsmöglichkeiten der Bibliotherapie

- In Selbsthilfe, ohne zusätzliche Therapie
- Mit minimaler Therapeutenbegleitung (wenige, eher beratende Sitzungen)
- Als Empfehlung des Therapeuten, begleitend zu einer laufenden Behandlung
- Als Hauptinhalt einer Therapie, Therapeut und Patient orientieren sich an dem Ratgeber

11 Literaturempfehlungen und nützliche Adressen

11.1 Literaturempfehlungen

Im Buchhandel finden Sie eine Fülle von Literatur zum Thema Angst- und Panikstörungen. Nachfolgend möchten wir Ihnen eine Auswahl an Selbsthilfeliteratur zu Angststörungen und damit verbundenen psychischen Problembereichen vorstellen.

Angstbewältigung allgemein

Wolf, D. (2017). *Ängste verstehen und überwinden. Wie Sie sich von Angst, Panik und Phobien befreien*. Mannheim: PAL.

Bandelow, B., Wiltink, J., Alpers, G.W., Benecke, C., Deckert, J., Eckardt-Henn, A. et al. (2022). *Patientenleitlinie Behandlung von Angststörungen* (Herausgegeben vom S3-Leitliniengremium). AWMF online, verfügbar unter https://register.awmf.org/de/leitlinien/detail/051-028

Bewältigung der Panikstörung und Agoraphobie

Peurifoy, R.Z. (2019). *Angst, Panik und Phobien. Ein Selbsthilfe-Programm*. Bern: Huber. https://doi.org/10.1024/85940-000

Baker, R. (2021). *Wenn plötzlich die Angst kommt. Panikattacken verstehen und überwinden*. Wuppertal: Brockhaus.

Schmidt-Traub, S. (2020). *Angst bewältigen. Selbsthilfe bei Panik und Agoraphobie*. Berlin: Springer. https://doi.org/10.1007/978-3-662-61122-7

Bewältigung der generalisierten Angststörung

Craske, M.G. & Barlow, D.H. (2015). *Meistern Sie Angst und Sorgen! Generalisierte Angststörung bewältigen – ein Patientenmanual*. Bern: Hogrefe.

Hoyer, J., K. Beesdo-Baum, J.K. & Becker, E. (2016). *Ratgeber Generalisierte Angststörung*. Göttingen: Hogrefe. https://doi.org/10.1026/02708-000

Schmidt-Traub, S. (2017). *Generalisierte Angststörung: Ein Ratgeber für übermäßig besorgte und ängstliche Menschen*. Göttingen: Hogrefe. https://doi.org/10.1026/02843-000

Bewältigung der sozialen Phobie

Merkle, R. (2017). *So gewinnen Sie mehr Selbstvertrauen*. Mannheim: PAL.

Wolf, D. (2016). *Einsamkeit überwinden*. Mannheim: PAL.

Wolf, D. (2017). *Keine Angst vor dem Erröten*. Mannheim: PAL.

Bewältigung von spezifischen Phobien

Schindler, B., Abt-Mörstedt, B. & Stieglitz, R. D. (2020). *Flugangst und Flugphobie*. Göttingen: Hogrefe. https://doi.org/10.1026/02864-000

Müller, K. (2021). *Autofahren ohne Angst. Das Erfolgsprogramm für entspanntes Autofahren*. Bern: Huber. https://doi.org/10.1024/86076-000

H. Prager & Wiesemann, C. (2011). *Keine Angst vor der Zahnarztbehandlung* [Hörbuch]. München: ARPS.

Wolf, D. & Merkle, R. (2017). *So überwinden Sie Prüfungsängste*. Mannheim: PAL.

Bewältigung von Krankheitsängsten

Bleichhardt, G. & Martin, A. (2016). *Krankheitsängste erkennen und bewältigen: Ein Ratgeber für Betroffene und Angehörige*. Göttingen: Hogrefe.

Achtsamkeitsbasierte Interventionen

Michalak, J., Meibert, P. & Heidenreich, T. (2017). *Achtsamkeit üben: Hilfe bei Stress, Depression, Ängsten und häufigem Grübeln*. Göttingen: Hogrefe.

Alsleben, H. (2018). *Achtsame Wege aus der Depression*. München: Scorpio.

Progressive Muskelentspannung nach Jacobson

Ohm, D. (2017). *Stressfrei durch Progressive Relaxation*. Stuttgart: Trias.

Wiesemann, C. (2011). *Muskel-Entspannung* [Hörbuch]. München: ARPS.

Wolf, D. & Merkle, R. (2015). *Tiefenentspannung nach Jacobson: Stress abbauen mit der Progressiven Muskelentspannung* [Audio CD]. München: PAL.

11.2 Nützliche Adressen

11.2.1 Selbsthilfegruppen

Informationen zu Selbsthilfegruppen in der Nähe Ihres Wohnorts (Deutschland, Schweiz und Österreich) sowie Broschüren erhalten Sie unter den nachfolgenden Adressen.

Deutschland

NAKOS
Nationale Kontakt- und Informationsstelle zur Anregung
und Unterstützung von Selbsthilfegruppen
Otto-Suhr-Allee 115
10585 Berlin-Charlottenburg
Tel: 030 31 01 89 60
Internetadressen: www.nakos.de
www.schon-mal-an-selbsthilfegruppen-gedacht.de
(Junge Selbsthilfegruppen-Portal)
E-Mail: selbsthilfe@nakos.de

In verschiedenen Regionen gibt es einzelne Selbsthilfe-Kontaktstellen, eine Liste erhalten Sie über die NAKOS.

Zum Beispiel:
KISS
Kontakt- und Informationsstellen für gesundheitsbezogene
Selbsthilfegruppen in Hamburg
Kontaktstelle in Hamburg-Altona: Information zu regionalen
Selbsthilfegruppen bei Angststörungen
Gaußstraße 21–23
22765 Hamburg
Tel: 040 395767
Internetadresse: www.kiss-hh.de
E-Mail: kissaltona@paritaet-hamburg.de

DASH
Deutsche Angst-SelbstHilfe e. V.
Bayerstraße 77a
80335 München
Tel: 089 21529772
Internetadresse: www.angstselbsthilfe.de
E-Mail: dash@angstselbsthilfe.de

Schweiz

SELBSTHILFESCHWEIZ
Koordination und Förderung von Selbsthilfegruppen in der Schweiz
Laufenstrasse 12
4053 Basel
Tel: 061 333 86 01
Internetadresse: www.selbsthilfeschweiz.ch
E-Mail: info@selbsthilfeschweiz.ch

aphs
Angst- und Panikhilfe Schweiz
3001 Bern
Internetadresse: www.aphs.ch/therapie/selbsthilfegruppen/
E-Mail: info@aphs.ch

Österreich

ÖKUSS
Österreichische Kompetenz- und Servicestelle für Selbsthilfe
Biberstraße 20
1010 Wien
Internetadresse: www.oekuss.at
E-Mail: oekuss@goeg.at

Die Arbeitsweisen der verschiedenen Selbsthilfegruppen unterscheiden sich erfahrungsgemäß erheblich voneinander. Den vermittelnden Stellen ist nicht immer bekannt, in welchem Umfang die einzelnen Selbsthilfegruppen aktuelle Prinzipien der Angstbehandlung, wie sie in diesem Ratgeber beschrieben werden, in ihre Arbeit einbeziehen. Sie sollten sich also selber ein Bild davon machen und Ihre Erwartungen in der Gruppe offen ansprechen.

11.2.2 Weitere Internetadressen mit Informationen zu Angststörungen und Selbsthilfemöglichkeiten

Beispielhaft finden Sie hier einige weitere informative Internetadressen
- www.angst-und-panik.de (angst-und-panik.de / Onlineforum)
- www.angst-auskunft.de (Allgemeine Angst-Auskunft)
- www.vssps.de (Deutschlandweiter Selbsthilfeverband für soziale Phobie)
- https://www.sgad.ch/de/betroffene (Schweizerische Gesellschaft für Angst und Depression)

11.2.3 Informationen zum Erlernen von Achtsamkeit

Für das Erlernen der Achtsamkeitsbasierten Kognitiven Therapie (Mindfulness-Based Cognitive Therapy – MBCT) oder der Stressbewältigung durch Achtsamkeit (Mindfulness-Based Stress Reduction – MBSR) ist ein Acht-Wochen-Kurs bei einem Lehrer bzw. Therapeuten mit einer von den nachfolgenden Verbänden anerkannten und zertifizierten Ausbildung empfehlenswert:
- Deutschland: www.mbsr-verband.de (MBSR-MBCT Verband Deutschland)
- Schweiz: https://www.mindfulness.swiss/ (MBSR-Verband Schweiz)
- Österreich: www.mbsr-verband.at (Berufsvereinigung von MBSR- und MBCT-LehrerInnen in Österreich)

Eine Liste von MBCT-Anbietern finden Sie zusätzlich länderübergreifend unter:
- www.institut-fuer-achtsamkeit.de/leistungsspektrum/mbct/mbct-lehrende-finden (Institut für Achtsamkeit, Bedburg)

11.2.4 Adressen für Angehörige von Menschen mit einer Angsterkrankung

Deutschland

BAPK
Familien Selbsthilfe – Bundesverband der Angehörigen Psychisch Kranker
Oppelner Str. 130
53119 Bonn
Internet: www.bapk.de
Tel: 0228 71 00 24 24
E-Mail: bapk@psychiatrie.de

Schweiz

VASK
Vereinigung der Angehörigen von Psychisch Kranken
Langstrasse 149
8004 Zürich
Internet: www.vask.ch
Tel: 044 240 12 00
E-Mail: info@vask.ch

Österreich

HPE-Österreich
Hilfe für Angehörige und Freunde Psychisch Erkrankter
Brigittenauer Lände 50–54/Stiege 1/5. Stock
1020 Wien
Internet: www.hpe.at
Tel: 01 5264202
E-Mail: office@hpe.at

Arbeitsblätter

Um Sie bei Ihren Übungen zur Angstbewältigung zu unterstützen, können für diesen Titel kostenfrei Online-Materialien über unsere Internetseite nach erfolgter Registrierung abrufen (siehe Seite 153). Sie sollen Ihnen dabei behilflich sein, Ihre Übungen zu planen und zu strukturieren. Außerdem können Sie zu einem späteren Zeitpunkt mit Hilfe der Übungsprotokolle Ihre Erfolge nachvollziehen.

1) **10 goldene Regeln zur Angstbewältigung als Selbstgespräch** (Erläuterungen in Kapitel 4.1 „Anleitung zur Selbsthilfe")
2) **Angsthierarchie** (Erläuterungen in Kapitel 4.3 „Planung und Durchführung von Übungen zur Angstbewältigung")
3) **Übungsprotokoll** (Erläuterungen in Kapitel 4.3 „Planung und Durchführung von Übungen zur Angstbewältigung")
4) **Umgang mit Rückschlägen** (Erläuterungen in Kapitel 4.3 „Planung und Durchführung von Übungen zur Angstbewältigung"
5) **Selbstbeobachtungsprotokoll** (Erläuterungen in Kapitel 4.3 „Planung und Durchführung von Übungen zur Angstbewältigung")
6) **Zielliste** (Erläuterungen in Kapitel 4.5 „Ziele erreichen")
7) **Entspannungsübung** (Erläuterungen in Kapitel 8.7 „Protokolle zur progressiven Muskelentspannung")
8) **Entspannungsprotokoll** (Erläuterungen in Kapitel 8.7 „Protokolle zur progressiven Muskelentspannung")

Arbeitsblätter und Protokollbogen →

10 goldene Regeln zur Angstbewältigung als Selbstgespräch

1. Meine Angstgefühle und die dabei auftretenden körperlichen Symptome sind nichts anderes als eine Übersteigerung normaler Körperreaktionen in einer Stresssituation.

2. Solche vorübergehenden Gefühle und Körperreaktionen sind zwar unangenehm, aber weder gefährlich noch in irgendeiner Weise schädlich.

3. Ich steigere mich in Angstsituationen nicht selber in noch größere Ängste hinein, durch Gedanken wie: „Was wird geschehen?" oder „Was mache ich, wenn es noch schlimmer wird?".

4. Ich konzentriere mich nur auf das, was um mich herum und mit meinen Körper gerade jetzt geschieht – nicht auf das, was in meiner Vorstellung noch alles geschehen könnte. Ich bleibe in der Realität!

5. Ich warte ab und gebe der Angst Zeit, vorüberzugehen. Ich laufe nicht davon und bleibe in der Situation! Ich versuche nicht, die Angst zu unterdrücken, ich lasse meine Angst zu. Ich akzeptiere meine Angst.

6. Ich beobachte, wie meine Angst von selbst wieder abnimmt, wenn ich beginne, auch die Realität um mich herum wahrzunehmen.

7. Ich denke daran, dass es für mich beim Üben nur darauf ankommt, zu lernen, mit meiner Angst umzugehen – nicht sie zu vermeiden. So gebe ich mir die Chance, Fortschritte zu machen.

8. Ich halte mir meine Ziele vor Augen und die Fortschritte, die ich trotz aller Schwierigkeiten bereits gemacht habe. Ich denke daran, wie zufrieden ich sein werde, wenn ich auch dieses Mal Erfolg habe.

9. Ich beende eine Übung erst dann, wenn ich merke, dass meine Angst merklich nachlässt.

10. Danach beginne ich mit der nächsten Übung. Ich bin aktiv und übe täglich!

Angsthierarchie

Datum: ______________________

10.
9.
8.
7.
6.
5.
4.
3.
2.
1.

Tragen Sie **von unten nach oben** in die einzelnen Spalten ein, welches für Sie die am wenigsten und die am stärksten angstbesetzten Situationen sind: Unter (1.) notieren Sie die Angstsituation, in der Sie am wenigsten Angst verspüren, unter (2.) die Situation in der Sie am zweitwenigsten Angst verspüren u. s. w. Die oberste (10.) Übung sollte die schwierigste Situation sein und steht für „maximales Angsterleben".
Beginnen Sie als Erstes damit, die Situation zu üben, die Ihnen kaum Angst bereitet.

Übungsprotokoll

Datum: ____________________

Inhalt der Übung:

Ort:

Zeitpunkt:

Dauer:

Übungsverlauf (Gedanken, Gefühle, Körpersymptome, Verhalten):

Angstwerte								
0 – 1	–	2 – 3	–	4 – 6	–	7 – 8	–	9 – 10
keine Angst	–	geringe Angst	–	deutliche Angst	–	starke Angst	–	maximale Angst

Zu Beginn der Übung: Im Übungsverlauf: Am Ende der Übung:

Belohnung:

Umgang mit Rückschlägen

1. Stellen Sie sich darauf ein, dass Ihre Ängste erneut auftreten können.
2. Werden Sie aktiv, wenn Sie bemerken, dass Sie erneut damit beginnen, Angstsituationen zu vermeiden.
3. Nutzen Sie Ihre in den vorangegangenen Übungen erworbenen Erfahrungen und Ihr Wissen.
4. Versuchen Sie nach Möglichkeit, so lange in der Situation zu verbleiben, in der die Angst auftritt, bis diese wieder merklich abgenommen hat.
5. Falls Ihnen ein Verbleiben in der Situation nicht möglich erscheint, entfernen Sie sich bewusst ein kleines Stück von dem angstbesetzten Ort. Versuchen Sie aber, nicht gänzlich zu flüchten.
6. Versuchen Sie, nachdem der Fluchtimpuls abgeklungen ist, möglichst sofort erneut die Situation aufzusuchen und zu bewältigen.
7. Wenn Sie eine Übung abgebrochen haben und nach Hause gegangen sind, versuchen Sie so schnell wie möglich, erneut die Situation aufzusuchen.
8. Vergegenwärtigen Sie sich immer wieder die „10 goldenen Regeln zur Angstbewältigung“, die Ihnen dabei helfen, mit Ihren Ängsten besser umzugehen.
9. Achten Sie auf Angst verstärkende Gedanken, und suchen Sie nach hilfreichen Alternativgedanken.
10. Denken Sie an das „Prinzip der kleinen Schritte“ und überlegen Sie, welchen kleineren Schritt Sie als Nächstes ausprobieren können.

Selbstbeobachtungsprotokoll

Datum: ____________________

Datum/Uhrzeit	Angstintensität zwischen 0–10	Körperliche Symptome	Gedanken, Gefühle und Befürchtungen	Verhalten

Zielliste

Datum: ____________________

Legen Sie mit Hilfe der Angsthierarchie fest, welche konkreten Ziele Sie erreichen wollen, bezogen auf die Bewältigung Ihrer Ängste.

Wichtig zu beachten:
Allgemein formulierte Ziele bleiben häufig abstrakt. Sie lassen sich nur schwer umsetzen und hinsichtlich ihres Erfolgs überprüfen. Stattdessen ist es hilfreich, dass Sie versuchen, Ihre Ziele möglichst konkret zu formulieren beziehungsweise Teilziele aufzuschreiben. Denn so können Sie überprüfen, ob Sie die Ziele auch tatsächlich erreicht haben.

Beispiel für ein allgemeines Ziel:

- Ich möchte mich wieder freier und zufriedener fühlen.

Beispiele für daraus abgeleitete konkrete Ziele:

- Ich möchte wieder mit dem Bus zur Arbeit fahren.
- Ich möchte alleine im Supermarkt einkaufen gehen.
- Ich möchte mich mit einer Freundin zum Kaffeetrinken in der Stadt verabreden.

Es hat sich als hilfreich erwiesen, nicht zu viele Ziele auf einmal erreichen zu wollen, sondern stattdessen intensiver an einem Ziel zu arbeiten. Außerdem sollten Sie ein Datum festlegen, an dem Sie überprüfen, ob Sie Ihr Ziel erreicht haben oder nicht.

Meine Ziele lauten:	**Datum der Überprüfung:**	**Ziel erreicht ja/nein**
1.		
2.		
3.		
4.		
5.		
6.		

Entspannungsübung

Überlegen Sie sich vor der Entspannungsübung kurz, an welchem Punkt einer Skala von 0 bis 100 Sie sich jetzt einschätzen würden (0: vollkommen entspannt; 100: sehr angespannt). Tragen Sie diesen Wert in die Spalte „vorher" ein (→ Arbeitsblatt 8).

Am Ende der Entspannungsübung überlegen Sie sich, an welchem Punkt der Skala Sie sich jetzt einschätzen würden. Tragen Sie diesen Wert in die Spalte „nachher" ein.

In der Spalte „Bemerkungen" können Sie Eintragungen machen, wenn es Schwierigkeiten gab, z.B. wenn Sie gestört wurden, sich nicht konzentrieren konnten oder Sie unangenehme Empfindungen hatten. Auch Erfreuliches können Sie eintragen, z.B. wie Sie Ihre Entspannung erlebt haben und welche körperlichen Veränderungen Sie wahrgenommen haben.
In die Spalte „körperliche Symptome" tragen Sie diejenigen körperlichen Veränderungen ein, die Sie während und durch die Entspannungsübung erleben (s.u.).

0	25	50	75	100
vollkommen entspannt	gut entspannt	mäßig entspannt	deutlich angespannt	extrem angespannt

Woran merken Sie, ob Sie eher entspannt oder eher angespannt sind?

Die nachfolgenden Listen können Ihnen helfen, Ihren Entspannungszustand einzuschätzen.
Während der Entspannung kann es zu verschiedenen körperlichen Veränderungen kommen:

- Die Muskeln können sich schlaff und/oder schwer anfühlen, da Ihre Anspannung sinkt.
- Wärmegefühl und/oder Kribbeln in Händen und/oder Füßen können auftreten. Sie sind Zeichen einer besseren Durchblutung der Extremitäten.
- Der Herzschlag und der Puls werden langsamer.
- Die Atmung wird langsamer und tiefer.
- Magen und Darmgeräusche können als Folge der erhöhten Magen-Darm-Aktivität auftreten.

Anmerkung:
Bei Entspannung können die genannten Symptome auftreten, bei Nichtauftreten können Sie dennoch entspannt sein. →

Sind Sie angespannt, dann können Sie möglicherweise Folgendes an sich beobachten:

- Die Muskeln bleiben hart oder verkrampft, sind also angespannt.
- Hände und Füße fühlen sich kalt an, die Extremitäten sind schlechter durchblutet.
- Der Herzschlag und der Puls schlagen schneller.
- Die Atmung ist flach und schnell.

Entspannungstherapie-Protokoll

Datum: ______________________

0	25	50	75	100
vollkommen entspannt	gut entspannt	mäßig entspannt	deutlich angespannt	extrem angespannt

Selbstbeobachtungsprotokoll

Datum	Vorher	Nachher	Körperliche Symptome	Bemerkungen

Über den Autor und die Autorinnen

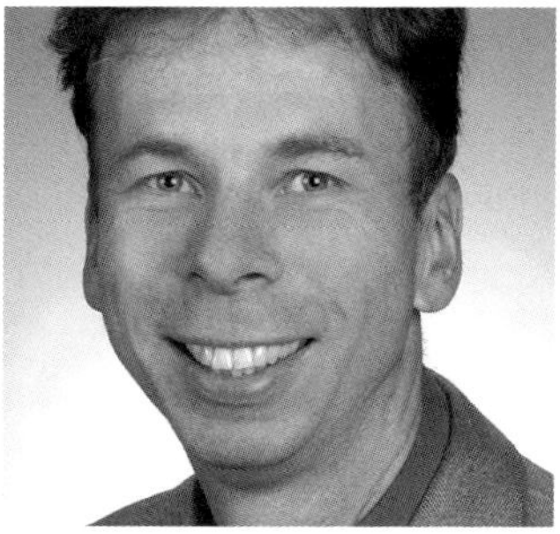

Prof. Dr. med. Michael Rufer, Facharzt für Psychiatrie und Psychotherapie sowie Facharzt für Psychotherapeutische Medizin, arbeitet als Chefarzt der Klinik Zugersee, Triaplus AG, sowie an der Klinik für Psychiatrie, Psychotherapie und Psychosomatik der Psychiatrischen Universitätsklinik Zürich. Seit vielen Jahren beschäftigt er sich mit Angst- und Zwangsstörungen, sowohl in der Praxis als auch in der Wissenschaft. Er hat eine große Anzahl von Fachartikeln, Büchern und Buchkapiteln zu Angst- und Zwangsstörungen sowie verschiedenen Psychotherapie- und Psychosomatikthemen veröffentlicht.

Anschrift: Triaplus AG, Klinik Zugersee, Widenstrasse 55, CH-6317 Oberwil-Zug. E-Mail: michael.rufer@triaplus.ch

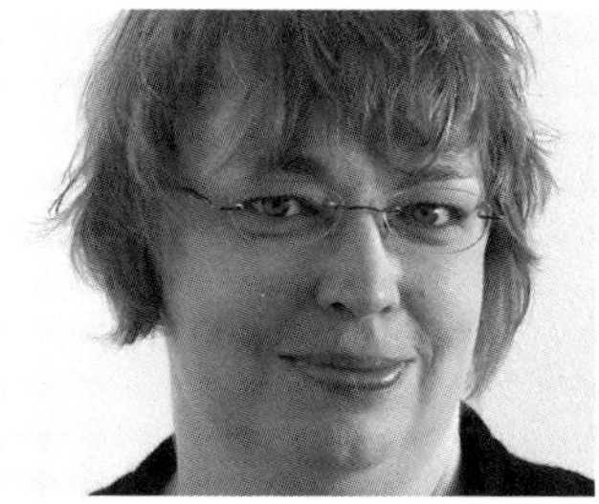

Dipl.-Psych. Heike Alsleben, Psychologische Psychotherapeutin und Supervisorin (Verhaltenstherapie), ist wissenschaftliche Mitarbeiterin an der Klinik für Psychiatrie und Psychotherapie am Universitätsklinikum Hamburg. Sie hat eine zertifizierte Ausbildung in Stressbewältigung durch Achtsamkeit (Mindfulness-Based Stress Reduction – MBSR) und Achtsamkeitsbasierter Kognitiver Therapie (Mindfulness-Based Cognitive Therapy – MBCT), mit Senior-Level und ist Dozentin und Supervisorin in der Ausbildung von achtsamkeitsbasierten Interventionen. Seit einigen Jahrzehnten beschäftigt sie sich mit Angst- und Zwangserkrankungen und Depressionen. Sie ist Autorin und Herausgeberin von Fachartikeln, Buchbeiträgen und Büchern.

Anschrift: Universitätsklinikum Hamburg-Eppendorf, Klinik für Psychiatrie und Psychotherapie, Martinistraße 52, D-20246 Hamburg. E-Mail: h.alsleben@uke.de

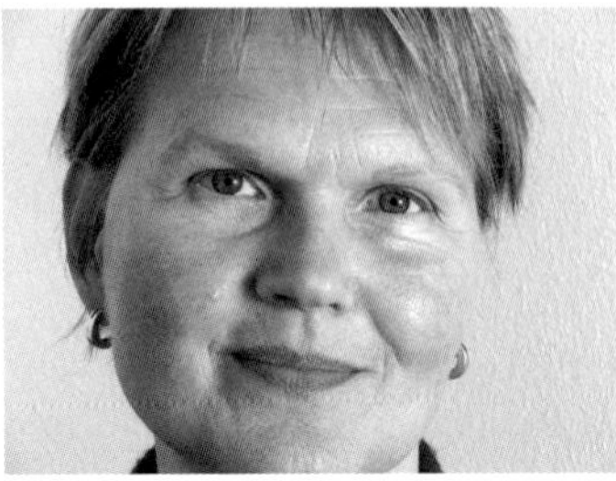

Angela Weiss, Diplomgesundheitswirtin und Verhaltenstherapeutin, Mitarbeiterin an der Klinik für Psychiatrie und Psychotherapie am Universitätsklinikum Hamburg Eppendorf. Im Laufe ihrer langjährigen Tätigkeit hat sie sich mit unterschiedlichsten Störungsbildern auseinandergesetzt, unter anderem mit Angst- und Zwangserkrankungen sowie Depressionen. Sie ist Autorin von Therapiemanualen und einem Selbsthilfe-Ratgeber.

Hinweise zu Zusatzmaterialien

Sie können für diesen Titel kostenfrei Online-Material über unsere Internetseite nach erfolgter Registrierung abrufen.

Arbeitsblätter und Protokollbogen

Nutzen Sie dazu bitte den angegebenen Link und melden Sie sich nach den dort beschriebenen Schritten an. Sie können auf die Materialien über Mein Konto zugreifen, indem Sie unter Meine Zusatzmaterialien den Code eingeben. Sie werden dann automatisch in den Downloadbereich weitergeleitet.

Link: **hgf.io/download**
Code: **B-8RFHSQ**

Wir empfehlen Ihnen, sich die Materialien auf Ihrem Rechner zu speichern, um sie jederzeit und dauerhaft nutzen zu können.

Sachwortverzeichnis